喻

杏林苔花

——基层医生喻建平的成长故事和临床绝技

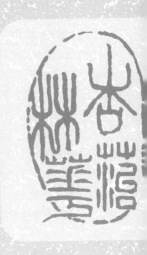

C S K 湖南科学技术出版社

U0325280

图书在版编目（CIP）数据

杏林苔花：基层医生喻建平的成长故事和临床绝技 /
喻建平著 . — 长沙：湖南科学技术出版社，2022.6
ISBN 978-7-5710-1423-0

Ⅰ. ①杏… Ⅱ. ①喻… Ⅲ. ①中西医结合—临床医学—
经验—中国—现代 Ⅳ. ① R2-031

中国版本图书馆 CIP 数据核字（2022）第 008488 号

XINGLIN TAIHUA
JICENG YISHENG YU JIANPING DE CHENGZHANG GUSHI HE LINCHUANG JUEJI

杏林苔花
基层医生喻建平的成长故事和临床绝技

著　　者：喻建平
出 版 人：潘晓山
责任编辑：王跃军　杨　旻　兰　晓
出版发行：湖南科学技术出版社
社　　址：长沙市芙蓉中路一段 416 号泊富国际金融中心
网　　址：http://www.hnstp.com

湖南科学技术出版社天猫旗舰店网址：
　　　　http://hnkjcbs.tmall.com
邮购联系：0731-84375808
印　　刷：长沙三仁包装有限公司
　　　　（印刷质量问题请直接与本厂联系）
厂　　址：长沙市宁乡高新区泉洲北路98号
邮　　编：410604
版　　次：2022 年 6 月第 1 版
版　　次：2022 年 6 月第 1 次印刷
开　　本：710 mm×1000 mm　1/16
印　　张：11.5
字　　数：168 千字
书　　号：ISBN 978-7-5710-1423-0
定　　价：68.00 元

（版权所有　侵权必究）

序

喻国军（软件专家）

刚读了几章，让我想起了小时候读的《幼学琼林》医学篇中的故事，都是生活中一些常见问题，总能激发读者浓厚的兴趣。我也想起了曾经读过的三联书店出版的科普读物《古海荒漠》，其中充满知识、探险精神。

建平哥描述的故事也是这样，不是枯燥乏味的药方大全，而是与疾病对抗的活生生的故事；不是一步到位给出答案，而是曲径通幽地给出探索历程。是的，在这本书中获取的不只是知识，还有智慧——获取知识的过程。我想，对于外行而言，这是一本医学科普读物；对于内行来说，是经验案例宝库。

虽不懂医药，但其中的故事，引人入胜。一方面，文中流露出建平哥积极向上的心态，即使不与医学相关的读者，也能从中受益，催人奋进。另一方面，文章通过有趣的小故事，将药方和故事相结合，传授丰厚的中医药学知识，使医学著作虽专业而不枯燥，让人对中医产生浓厚兴趣。再者，不拘泥于传统药方，而是对其加以改革创新，更新换代，也顺应了当代社会创新潮流。我认为，这本书不只是面向中医药爱好者、民间医生、乡村医生、针灸康复医生、临床医生，对面临学业、职业选择的学生而言，也有非常大的指导意义。

2021 年 11 月 20 日

医学无涯，不止于学

周元礼（湖南人和律师事务所 党办主任）

　　为"御医"的书写序，有种赶鸭子上架的感觉，我诚惶诚恐，犹恐水平不够。

　　初识"御医"，是 2006 年。我在媒体上看到他"治疗尿石症中药发明专利"授权的消息，便约见面。那时也未曾想，十五年过去，我们依然是朋友。

　　别人称喻建平"喻医生"，我却习惯叫他"御医"。称他"御医"，一是谐音，更为重要的是对他医术和人品的认可！"御医"是个有故事的人，他把快乐建立在替患者祛除痛苦之上，于是也便有了一个个皆大欢喜的故事。

　　说实话，我对医学一窍不通，典型的门外汉，且兴趣也不大。然"御医"从医生涯中一个个引人入胜的鲜活故事，让我收获颇丰，不经意间也学到不少药方，竟对中医萌生了浓厚的兴趣。说"御医"这本书是医学科普读物，一点也不为过。该书可读性强，人人都看得懂，学得会，而且用得上——哪怕一点医学基础都没有。对中医爱好者、乡村医生、中医药大学在读学生，该书更是有着相当重要的指导意义。在我看来，"御医"的书就是一位虔心钻研的医者为中医药爱好者打造的一把入门钥匙。

　　"御医"在自己的书里注入了"灵魂"，融入了他的医学经验和钻研医学的感悟，是他用生活的磨难和思考写成。读这本书，更加深了我对他的了解，内心油然生出钦佩。"御医"一次次成功跨界（跨学科），努力提升自我，跃升到更高的境界。他对医学的痴心、匠心和仁心，尤为令我敬重。

"御医"17岁入行，行医三十余载。他对医学的痴迷，我自愧不如。有段时间，"御医"时不时外出，东南西北四处奔波。后来才知道，他被针灸的神奇所震撼，游走各地，痴迷于针灸学习。听他说，他游学全国20多个城市，造访各地针灸名医共40余次，虔诚拜师求教。如今，"御医"的针灸术日臻娴熟，经手治愈的病例不少，在针灸领域已小有名气。

"御医"学医，不止于学的层面。他擅长钻研、参悟，并融入自己独到的见解。于是，"御医"也便有了自己的医学结晶。2006年5月，"御医"的"治疗尿石症中药配方"获国家发明专利；2016年，他的"电火针"获国家实用新型专利。在我看来，这是"御医"痴迷医学不止于学的另一种形式的体现。

"御医"对医术的追求，可称得上"工匠精神"。他在医学领域脚踏实地，专注持久，精益求精，精雕细琢，可用"敬业""严谨""专业"六个字来概括。他对患者有求必应，不遗余力，三十余年竟没睡过一个囫囵觉，堪称敬业；一些药方的用药（如蟾衣等），"御医"相当谨慎，他会像神农尝百草一样以身试药，经检验无副作用才敢采用，堪称严谨；他每学一项医术，全力钻研治疗方法，力求专业，比如他现在主攻的针灸、结石病、骨科。假设要总结"御医"行医生涯，我觉得这句话比较贴切：十年如一日，反复打磨方成器。

"御医"一有空，就会登录今日头条的"悟空问答"回答问题，为读者释疑解难。他觉得，自己是一名有30余年临床经验的医生，有责任和义务帮助患者解除病痛困扰。他有干货从不私藏，本书中他大方地将不少临床中疗效好的药方公之于众，旨在让更多人受益。"御医"在农村当过多年的乡村医生，对乡村医生的难处了如指掌，感同身受。他特别希望社会关注农村医疗，重视乡村医生，重视中医针灸。或许，这就是医者仁心吧。

看似讲了许多关于"御医"的事，事实上却只是皮毛而已。再说，就算我对"御医"的了解说得再多，也仅仅是我对他的了解。对读者而言，远不如去看"御医"的书来得更直观、透彻和亲切。开始阅读吧，让"御医"的书带你进入神奇的医学世界。跟"御医"一起在通往医学殿堂的大道上好好领略，透过书的内容去感受浸润在文字中的力量和温度，感受中医中药带给你的震撼吧！

医道一途，在于传承，有一口气，点一盏灯！

2021 年 11 月 18 日

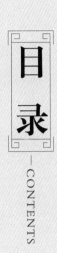

目录
— CONTENTS

第一章　回农村开诊所

1990年6月，我在县人民医院实习结束，回到了阔别近三年的家乡——湖南省宁乡县楼山村的喻家老屋。在这里，即将开启我的行医生涯。

听族上满叔公讲，我们喻氏家族，全国总人口不足一百万。虽然人口不多，却有着悠久历史及文化渊源。

据喻氏族谱记载：先祖喻韬，字楚琼，号德彰，原籍江西萍乡。出生于后梁贞明二年（916年）十一月初十寅时，后晋天福三年（938年）应乡举中式，时值五代离乱，不仕。至后周周世宗时期（954—959年）始为温州永嘉县尉。宋太祖赵匡胤建隆二年（961年）进士及第，授文林郎，并以明经辟举潭州（长沙）教授。

北宋乾德元年（963年），太守朱洞来帅潭州，始创岳麓书院，征召喻韬为岳麓书院山长（院长）兼教授。其后，喻韬家乡萍乡的老屋为兵火毁败，喻韬遂无意还乡，亦无心仕宦，但仍在任六年，以沩山米为俸。至北宋开宝元年（968年），喻韬辞官，率亲族定居当时的宁乡八都，今青山桥一带。北宋开宝七年（974年）农历十一月十六日子时，喻韬病逝于益阳高凤岭，寿年五十九岁。

喻韬担任岳麓书院山长六年，筚路蓝缕，开创规划，功劳卓著。喻过世后，朱洞奏请皇帝将牌位立于岳麓书院先贤堂享受奉祀。家人将其安葬于现湖南宁乡青山桥甘江村皇恩洞。因喻韬之故，当地人遂称葬地为韬公山，并沿袭至今，已有一千多年的历史。2018 年 10 月 17 日，韬公墓被宁乡市列为市级文物重点保护单位。

先祖的卓越荣光，悠久的家族历史，激励着一代又一代喻氏后人砥砺前行，奋发向上。

1990 年 6 月 11 日上午，我请满叔公在一块精致木板上用毛笔书写"建平诊所"四个大字，漆上红色油漆，悬挂于大门正上方。随后，我到村上人口比较集中的光辉桥贴上开业海报。就这样，我的个体诊所正式开张，我的医学事业就此开始。

我至今清楚地记得，大舅那几天特地休假前来为我助阵，忙碌了好几天。大舅为支持我，送给我一个烧烫伤秘方。之前，大舅救治了一名重症患者，患者感恩于他，将珍藏多年的治疗烧烫伤的秘方赠送给了他。具体配方如下。

烧烫伤油：二两茶油加一两石灰水。石灰水的制作：取已成粉末的干净熟石灰约 200g 置容器内，加凉开水 500mL 搅拌均匀，静置 10 分钟后倒掉上面的石灰水，再加凉开水 500mL 搅拌后静置 10 分钟，取其上层适量石灰水即可，装瓶备用，用前摇匀。清洗烧烫伤患者伤处并消毒，用棉签蘸烧烫伤油外搽患处，即可止痛。痛时即搽，一天数次，伤处须暴露。用于 I 度、浅 II 度烧烫伤效果较好，一般 3~5 天康复。

后来有个外地朋友教我一个治疗烧烫伤特效中药秘方：黄柏 50g、黄连 50g、黄芩 50g、川芎 50g、生地黄 50g、熟地黄 50g、甘草 20g、紫草 50g、赤芍 45g、连翘 45g、虎杖 45g、地榆 55g、积雪草 55g、当归 40g、白芍 40g、金银花 40g、土茯苓 55g、生石膏 50g。上药混合浸泡于 2500mL 芝麻油内，一周后置火上烧开，然后小火熬制。见药渣变焦黄捞出，过滤药液，加冰片 20g、蜂蜡 100g 搅拌均匀，冷却即成药膏。用时将药膏外涂于无菌敷料上，伤处局部外敷，效果很好。

凡四肢水火烧烫伤患者，受伤后应以最快速度将患肢放置于水龙头下冲淋，或直接将患处置于盛满凉水的容器内半小时左右。这样能使热能及时传导至水中，减轻肢体局部烧烫伤症状，利于机体更快康复。

回想起来，在学医路上，大舅给我的帮助真是数不胜数。当年学医时，我从大舅的笔记里抄录了许多中医药方剂，其中多个中药方剂，经过此后多年的众多临床病例验证，疗效相当好。

第一个方剂，关幼波教授的骨质增生方，其基本组方为：酒白芍30~60g、甘草12g、当归15g、川芎12g、桑寄生15g、续断15g、威灵仙10g、木瓜12g。颈椎骨质增生，添加升麻10g、葛根30g。腰椎骨质增生，加杜仲15g、牛膝15g。重症，加乌梢蛇10g、蜈蚣1条。水煎服，一日一剂。一般5~10服，即可见明显效果。

该方对由颈椎病引起的疼痛、腰椎骨质增生、腰肌劳损、急性腰椎间盘突出症引起的腰痛、坐骨神经痛等疗效显著。胃肠功能欠佳且使用生白芍者，服药期间可能出现腹痛腹泻，故白芍须酒制。首诊酒白芍可从30g开始，逐渐加量至60g。方中含有大剂量白芍，不可久服。

第二个方剂，舒筋软坚汤，组方为：当归10g、川芎10g、赤芍10g、制川乌8g、制草乌8g、白芥子10g、牡蛎10g、黄芪10g、伸筋草30g、穿山甲10g、威灵仙10g、甘草6g。主治：慢性骨化肌炎及各种关节僵硬。因穿山甲属国家一级保护动物，禁止捕猎，有的患者未使用穿山甲，亦有明显效果。

临床中，我们主要使用该方治疗两类疾病。

一是骨化肌炎，多为肱骨髁上骨折后并发症。骨科门诊偶可遇见，其致残率高。骨化肌炎患者早中期服用该方疗效确切。一般10服左右即可见效。服药期间可以适当主动活动患肢，但不要被动活动患肢。

二是肩周炎、腕关节僵硬、膝关节僵硬等。关节僵硬多因骨折后外固定时间较长，或固定期间未主动活动患肢所致。一般内服该方5~10剂，即有明显效果。内服该方同时主动或者被动活动僵硬关节，疗效更佳。

穿山甲是国家一级保护野生动物，已被禁止入药。临床常用中药全蝎、蜈蚣、地龙替代其活血化瘀、软坚散结的功效。猪蹄甲可替代其消痈、抗炎、催乳的功效。

第三个方剂，败酱加味方。治疗阑尾周围脓肿及单纯性阑尾炎，组方为：败酱草 30g、薏苡仁 15g、秦皮 10g、蒲公英 30g、连翘 10g、生大黄 10g、皂角刺 10g。水煎服，一日一剂。一般 5~10 剂即有明显效果。阑尾周围脓肿属肠痈，治以活血化瘀、清热解毒为主。病理变化是血瘀气滞、郁久化热，佐以攻里通下，所以用上方。

开业后，我到邮递员处提前订阅了下年度的《中国乡村医生》《中西医结合杂志》及《大众卫生报》等报纸杂志，以求与时俱进，提升自己。

开业之前，我踌躇满志，意气风发。然而开业头几个月，生意惨淡，门可罗雀，现实无情地给了我一耳光。加之所购医用 X 射线机机头因故障不能使用，我前后十四次往返于宁乡和长沙之间，修复过程中又一波三折，惹出不少烦恼，X 射线机最后以退货告终。我深感折锐摧矜，前途似乎变得迷茫起来。于是，我便阅读起李煜及李清照的诗词，谁知意志更为消沉，那段时间心境跌到了冰点。

第二章　初出茅庐遇难题

1992 年，那是一个春天。

独立开诊所两年，农村常见多发病症我已能熟练处理，手到擒来，深受村民喜欢。之前的颓废早已烟消云散，我又找回了自信。

村上彭娭毑平地摔倒，导致急性肩关节脱位。我让她躺在床上，就一个人，一个足蹬法，一分钟时间肩关节便成功复位。邻村李师傅喝酒后引发胃痛胃出血，拉柏油样大便，我为他开了一瓶云南白药粉剂，让他分十次用凉开水调服，一日三次。不到三天时间，就康复如初。对于那些疑难杂症，我则带着患者到人民医院检查后确诊。无须住院的，则回乡下由我全程治疗。有借鉴意义的病例，我都做典型病例记录了下来。

刚过完春节，我接诊了一位聪明可爱的 9 岁小男孩。他右足背及左小腿前侧肿胀、疼痛，流脓 28 天后就诊。小男孩的家长说，56 天前，小孩不慎被倒下的凳子砸伤右足背部后，出现肿胀疼痛，请人外敷中草药后无好转，并出现左小腿前侧肿胀疼痛。在当地医院做抗炎输液治疗，肌内注射青霉素、氨苄青霉素，口服庆大霉素等药物，肿胀不但没有减轻，反而加重，最后化脓。医院在其右足背内侧、左小腿胫骨前方中段切开排脓，抗炎治疗近 1 个月，伤口依旧流脓不止，这才经人介绍来我处就诊。

我仔细查看患者伤口情况，结合病情病史，高度怀疑其患化脓性骨髓炎。于是，我建议家长带小男孩去县人民医院拍 X 线片确诊。X 线片拍片结果与我的诊断无异：左胫骨骨髓炎，右距骨骨髓炎伴坏死。我向骨科易主任和我大舅请教治疗方案，都说目前治疗无特殊，继续抗炎输液换药即可。

骨髓炎属于中医学"附骨疽"或"附骨流毒"范畴。化脓性骨髓炎主要致病菌为金黄色葡萄球菌（占75%）及溶血性链球菌（占10%），其他则为大肠杆菌、铜绿假单胞菌、肺炎双球菌等。10岁左右儿童多发，男多于女。好发于四肢长骨干骺端。一般发病后4周内，死骨未形成期为急性期。死骨形成后转入慢性期。早期应联合应用2~3种敏感的抗生素，静脉滴注。正规用药3天后体温不降，症状不减轻者，应做局部钻孔手术，用以引流与减压。同时，应考虑是否需调整抗生素的使用。

我向小男孩的家长讲述了病情的复杂性、严重性，同时强调可能预后差，遗留后遗症等。他们表示理解，仍要求我每天上门给小孩治疗。于是我多方查找资料，并制定初步治疗方案。

①使用3种敏感抗生素静脉滴注或口服。②伤口局部用过氧化氢水溶液、生理盐水清洗，用含有庆大霉素液的纱布条引流。伤口和疼痛处外敷四黄膏。四黄膏配方：大黄30g、黄连30g、黄柏30g、黄芩30g、黄蜡200g、香油500mL。制作方法：香油置锅内烧开，加入黄蜡使之融化，然后离火稍凉，加入粉碎的大黄、黄连、黄柏、黄芩粉末搅拌均匀，置容器内备用即可。用时取四黄膏平摊于无菌敷料上，厚3~5 mm，外敷患处，包扎固定即可，每日一换。③左小腿石膏托外固定，以防止病理性骨折。④内服中药五味消毒饮。

经系统治疗20多天，小男孩左小腿伤口愈合。右足部伤口自行排出部分死骨后，长出多量肉芽组织。给Ⅲ号长皮膏局部外敷，一日一换。内服敏感抗生素及中药1个月，患者伤口愈合，局部压痛消失。

之所以用Ⅲ号长皮膏，是因为我发现《中医精方荟萃》Ⅰ号长皮膏配方中有毒剧中药黄丹（广丹）、密陀僧，其主要成分是铅。Ⅱ号长皮膏配方中有毒剧中药轻粉，主要成分是氯化亚汞。长期使用可导致恶心呕吐，免疫力降低，甚至肾功能衰竭等不良反应，不利于人体健康。所以我果断弃用Ⅰ号、Ⅱ号长皮膏，使用安全环保的改良Ⅲ号长皮膏。

Ⅲ号长皮膏配方：

煅石膏80g、象皮粉40g、炉甘石40g、白及30g、当归40g、紫草60g、地骨皮60g、生大黄180g、凡士林约1000g。上药粉碎后加凡士林调和均匀，瓶装备用。用时平摊于无菌敷料上，外敷患处，一日一换。临床主要用于皮肤软组织挫裂伤、外科及骨科感染后久不收口、糖尿病足、烧烫伤等，疗效卓越突出。既长皮又长肉，伤处不留瘢痕。假若为较深伤口，则应将Ⅲ号长皮膏涂于如凡士林纱条上备用。

具体制作方法：取敷料盆1个，内放适量医用敷料或纱布。取Ⅲ号长皮膏适量，用纱布包好后置于医用敷料上方，然后盖好盖子置医用高压锅消毒即可。制作好的长皮膏敷料或纱布无中药药渣，且呈油性，换药时撕去纱布几乎无疼痛感，方便实用。

Ⅲ号长皮膏中除象皮粉外，其他中药均取材方便，且价格实惠。象皮粉制作方法：将大象皮清水浸泡，每日换水1次，浸泡1个月左右捞出，切成5㎜×5㎜大小的小块后晒干。晒干后用油砂炒至松脆，取出再晒干燥。用粉碎机粉碎成极细粉，装瓶备用。

大象为国家一级保护动物，所以现在禁止使用象皮粉。Ⅲ号长皮膏中，象皮粉是否可用炮制后的猪皮粉、牛皮粉或土鳖虫等代替，其疗效是否依然很好，所有这些，都有待于我们中医工作者去验证，去实践总结。

早些年的农村临床工作中，我经手治疗的6例化脓性骨髓炎患者全部为男性。其中成人3例，儿童3例。年龄最大者53岁，最小者9岁。股骨1例，胫骨3例，股骨合并胫骨1例，胫骨合并跖骨1例。急性发作5例，慢性迁延1例。他院已行切开排脓、钻孔减压或死骨清除术3例，我处切开排脓1例。6例中除1例慢性迁延患者中断治疗外，其余5例均完全治愈，追踪20年无复发。

我处治疗方法：患者卧床，早期应用2~3种敏感抗生素静脉滴注。局部未溃者，内服仙方活命饮。已切开排脓及清除死骨者，内服五味消毒饮。中后期内服2~3种敏感抗生素，内服中成药十全大补丸。疼痛处和伤口周边外敷四黄膏，伤口引流或外敷Ⅲ号长皮膏敷料或纱布，一日一换。患处石膏托固定以防止病理性骨折；或患肢皮肤牵引，其重量为 2~3 kg。膝关节积液者，行穿刺抽液。治疗全过程均未使用激素。

典型病例：朱××，男，23 岁。就诊日期：1992 年 11 月 21 日。因右膝部红肿，疼痛，关节活动受限多日就诊。到我处就诊前，曾在别的医院抗炎输液治疗，白细胞 $14.2 \times 10^9/L$（正常 $3.5~9.5 \times 10^9/L$），X 线片显示右股骨远端及胫骨近端骨质疏松，提示骨髓炎。我处给药：氨苄青霉素 3.0g 加入 0.9% 氯化钠注射液 500mL 静脉滴注，1 日 2 次。青霉素 160 万 U 肌内注射，1 日 2 次。核糖霉素 0.5g 肌内注射，1 日 2 次。以上药物，连用 7 天。局部外敷四黄膏，患肢石膏托外固定。

11 月 22 日晚上，患者有发热迹象，考虑次日行切开排脓术。11 月 23 日复查：右膝关节肿胀明显，右胫骨结节处波动感明显，轻压痛。行局部穿刺，抽得脓性液体，确诊为急性化脓性骨髓炎。立即行局部切开排脓术，做纵行切口，长 3 cm，切开皮肤皮下组织后即有脓性液体流出。切开骨膜，局部用呋喃西林溶液冲洗。术中排脓约 30mL，术后引流，无菌敷料包扎，每日长皮膏外换。伤口周边外敷四黄膏，患肢仍行石膏托外固定。内服中药黄连消毒汤 5 服，后服五味消毒饮。当日切开排脓，次日即感觉症状明显减轻。

12 月 5 日，我发现患者关节积液明显，行右膝关节穿刺抽液一次，抽出积液 30mL。切开排脓术后第 27 天检查情况：右膝关节活动好，无明显肿胀，无膝关节积液。右膝下方伤口 2.5 cm × 1.0 cm 大小，局部少量渗液。右胫骨结节轻压无疼痛，重压轻微疼痛。鉴于患者强烈要求回家治疗，便医嘱内服抗生素螺旋霉素片、氟哌酸胶囊等药物。Ⅲ号长皮膏局部外换，切开排脓术后 50 天伤口完全愈合。嘱其定期复查，预防病理性骨折。痊愈后追踪 29 年，骨髓炎无复发，患肢功能良好。

化脓性骨髓炎病程长，致残率高，且有并发败血症的风险，可危及生命，故而始终是比较棘手的骨科疾病。临床上要特别注意诊疗，千万不能大意。幸而这些年来这种疾病患病率有明显降低的趋势。

第三章　我和足三里穴的故事

说起穴位，我们就会想起武侠小说中的点穴神功。武林高手用手指往人身体的穴位上一点，那人就呆若木鸡，无法动弹。点穴功夫，神乎其神。那什么是穴位？穴位又在哪里？穴位有何功效？穴位又如何使用？

穴位又称腧穴，是人体气血停留汇聚的一个个特殊点区。人体最容易找的穴位就是我们的肚脐，即神阙。如果将穴位比作珍珠，那么经络就是穿珍珠的那根线。所有经络组合在一起，构成人体的经络系统。人体传统的十四经络有360多个穴位，常用的经外奇穴也有40多个。

这些穴位遍布人体全身各处，起着沟通、联络、调理、平衡人体各组织器官生理功能的作用。我们利用穴位来进行人体保健或治疗，则可选择推拿、刮痧、刺血、拔罐、艾灸、外敷膏药、针灸等方法，从而达到理想的治疗效果。

说到穴位，不能不提发生在我行医生涯中的一件趣事。那年我回到乡下开诊所，开业头几个月生意萧条，我意识到必须努力学习，提升自己的专业水平。我订阅了不少医学专业报纸杂志，一闲下来就看书学习。那时，大舅送给我一本很薄的针灸书籍。从那时起，我对着针灸书自学，然后在自己身上找穴位体验针感。在我自认为对针灸已有一些认知时，一个针灸实战的机会来了。

那是 1992 年冬天的一个晚上，刚吃完晚饭，我打开黑白电视机，正准备坐下来看电视。这时，我们村的一村民急匆匆地跑来，说他老婆因打嗝后腹胀如鼓，请我过去看病。他说他之前请别的医生看过，那个医生建议将患者送人民医院治疗。他本来想将患者送往人民医院的，可那时没车，加之又是晚上，很不方便，想起我也是医生，便过来请我，看有没有别的办法。我简单询问之后，便背上出诊箱，带上手电筒，步行去他家。

他们家离我家不远，也就一里多地，一会就到了。还在门外，我就听到患者的呻吟声。我赶紧给患者做了基本检查，除了腹胀如鼓，没有别的症状。我犯难了，她这个毛病让我有点无从下手。中药、西药都没有特效，无法起到立竿见影的效果。那时我正自学针灸，突然想起足三里穴。足三里是胃经合穴，针灸足三里可以治疗腹胀腹痛等病症。我决定给她扎针，看看效果怎么样。于是，我从出诊箱里取出一根 3 寸长的银针，消毒后扎在她的足三里穴上，并不时地捻一捻。

足三里穴在哪里呢？我们膝盖骨下面正中，有一明显凸起的骨头，凸起的下面又有一个明显的凹陷，在那个凹陷外侧约 1.5 cm 处，就是足三里。足三里属于胃经合穴，可以治疗消化系统疾病，如胃痛、呕吐、腹胀、便秘、腹泻、阑尾炎等，还能治疗筋骨劳损，免疫力低下等。足三里是人体重要的保健要穴，是人体四大长寿穴之一。民间常说："拍打足三里，胜吃老母鸡。"意思是经常拍打、按摩足三里，可以提高人体免疫力，具有养生保健、延年益寿的神奇效果。

我给患者扎针约 10 分钟后，她说腹内有肠子蠕动的感觉。我过几分钟捻一下银针，不一会，她开始放屁，有时放一个，有时连放几个。每放一次屁，她就会说："我放屁了！"接着说，"好舒服！"我给她留针半个多小时，患者前后放了一百多个屁，最后腹胀消失而病愈。

第一次使用针灸就有如此神奇的效果，使我从此迷上了针灸。近些年来，我走访国内 20 多个城市，外出拜师访友 40 余次，进行交流学习。2012 年 11 月，我第一次到北京，此后又去了两趟。2014 年 10 月，我到国医大师贺普仁长子贺林老师处学习火针，回来花大半年时间，我鼓捣出了一个电火针，后来申请并获得了国家实用新型专利。2016年10月，我又到清华大学参观学习。

为什么我要到处跑，到处找机会学习？因为中医的针灸、推拿、整脊、刺血拔罐、膏药、中药等治疗方法，确实能够解决现代医学不能解决的许多难题，尤其是功能性疾病的治疗，并且中医的治疗方法经济实惠，安全高效。

就拿上面提到的足三里穴来说，它属于足阳明胃经合穴、下合穴。可针可灸，直刺1~1.5寸。临床主治：肢体筋骨病症，消化系统病症，呼吸系统病症，心血管系统病症，泌尿生殖系统病症等。

足三里始载于《灵枢·本输第二》，原名下陵、三里。属于金代马丹阳天星十二穴之一。马丹阳天星十二穴治杂病歌诀："三里内庭穴，曲池合谷接，委中配承山，太冲昆仑穴，环跳与阳陵，通里并列缺；合担用法担，合截用法截，三百六十穴，不出十二诀。治病如神灵，浑如汤泼雪，北斗降真机，金锁教开彻。至人可传授，匪人莫浪说。"这十二个穴道中，有八个是在膝至足位，四个在肘至手位。

足三里又是四总穴之一。四总穴始载于明代朱权《乾坤生意》。歌诀为："肚腹三里留，腰背委中求，头项寻列缺，面口合谷收。"四总穴是将全身十四经络所属之数百穴的功能归纳于四个穴位，故称四总穴，即足三里、委中、列缺、合谷。白话解释为：人体前面的疾病，即脾、胃、大肠、小肠等病症，应首选足三里治疗。人体后面的疾病，主要是腰背酸痛等，应首选委中治疗。人体头颈胸肺部位的病症，取列缺为主治疗。人体头面的疾患，口及颜面部病症，首取合谷治疗。可见，四总穴不是一般重要。

我们人体400多个常用穴位中，功效非常明显、功能非常强大如足三里一样的穴位，不足100个。而对于我们非专业人士来说，熟练掌握其中的几十个常用穴位，对家庭养生和自我保健足矣。

这些常用主要穴位有百会、耳尖、印堂、水沟（人中）、大椎、身柱、至阳、膻中、中脘、神阙（肚脐）、气海、关元、曲池、手三里、内关、列缺、合谷、劳宫、后溪、四缝、十宣、甲根、风市、伏兔、梁丘、委中、阳陵泉、承山、蠡沟、悬钟、三阴交、太溪、涌泉、太冲等。这些穴位非常好找，又相对安全。或扎针，或艾灸，或刮痧，或推拿，或刺血，或拔罐。同时它们的效果非常好，很适合乡村医生、中医医生、临床医生用于养生保健或临床治疗时使用。

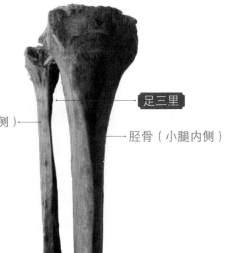

足三里

腓骨（小腿外侧）

胫骨（小腿内侧）

第四章　砥砺前行逆境中

20世纪90年代初，我的家乡农村经济依然不活跃。村民收入主要来源于种田和养猪，偶有外出打工的。个别村民到诊所看病后，十多块钱或者几十块钱的医药费用，依然要赊账。

工作之余，除阅读医学专业书籍外，我偶尔也阅读些唐诗宋词，感觉那些诗词太美了，诗中有画，画中有诗。让人如醉如痴，如临其境。但是后来我慢慢发现一个问题，读了李煜及李清照那些凄凉的诗词，我的心境也随之低落。我感觉这些诗词里似乎隐藏着阴暗的负能量，读多了会使人消沉，不利于身心健康。

此后，我便刻意去阅读毛主席诗词。我感觉毛主席诗词蕴含着大义凛然的气概，给人雄浑亢进、心境蓬勃的豪情，也给了我坦然面对逆境勇往直前的力量。

1993年8月16日，在卫生局业务股，我拿到翘首以盼的"湖南省个体开业行医执照"。但千辛万苦才考取的行医执照，并没有让我很开心。那几年，我一边开诊所，一边种田、养猪、养鸽子，日子过得比较艰难。那段日子，我内心很不平静，总琢磨着寻求更好的发展。那时，初中同学海兵想将户口迁到岳阳县，他说那边经济发展势头好，说得我心动了，也想出去看一看。

这年8月19日，我跟着海兵和他的两个熟人到了岳阳县。半夜他熟人小两口大打出手，害我一夜惊魂。第二天一早，我便逃离岳阳回了家。妻坚决反对我去外地，坚持要我在家乡发展。于是，我考虑将诊所搬到村上人口比较集中的河堤上。我到河堤上联系了几家房主，他们没有可以出租的房子，只好作罢。

有一天，村上一个包工头从珠海回来找我看病。他说珠海那边常住人口多，人流量大，收费也高，到那边后，他能给予我一些帮助，因此建议我去那边发展。于是乎，我刚平静下来的心又泛起涟漪。受他的鼓动，9月4日，我跑去公安局办通行证。匆忙之中才知道，办通行证要先到当地派出所领表盖章。下午，我赶到派出所领表盖章后，又到乡政府盖章。9月6日，再到公安局办理通行证，之后又到卫生局办外出行医证明。一阵忙乎之后，才跟大舅说明此事，结果被很好地"教育"了一顿，外出发展也就不了了之。

1993年11月，受邓小平同志南方讲话影响，改革开放步伐加快。我们村也在改革开放，搞活经济的方式之一就是拍卖河堤上那块人员集中的地皮。河堤上人口集中，那块地皮可以建造十多个门面。我觉得这正是把诊所从家中搬出去的好机会。最终我花了2100元，在河堤上竞拍购得一块宽4m，长12m的地皮。

12月26日，我租了一辆手扶拖拉机到县城木材公司买木材，准备做门窗之用。或许是货拉得太多，返程中在离家仅几千米处下坡时，拖拉机失控冲入稻田之中。我赶紧跳车，却被绳子绊住了脚，重重地摔到了河堤边上。我头部受伤，之后出现头痛、呕吐症状。有人将我送到附近卫生院门诊处输液治疗，效果不明显。受伤后我头脑清醒，自我诊断没有脑震荡，没有颅内出血。我是不会"出师未捷身先死"的，身体应该无大碍，便坚决要求回家休养。

父亲请人将我接回家中，我给自己开了内服药。云南白药粉剂4g×1瓶，1日3次，1次0.4g，温开水调服；脑乐静2瓶，1日3次，1次20mL内服；甲氧氯普胺片5mg×10片，1日3次，1次1片，内服。服药3天后，头痛明显减轻，但依然有呕吐。我坚持服药，后来慢慢地便不再呕吐，直至完全康复。

1994年春节还没过完，我就为建房子做准备了。我请人拖来石头，买水泥，买河沙，买钢筋等等。木匠做好门窗后，又做了中药柜。因为农村对中医中药相当认可，在农村开诊所，如果没有中药房，不少疾病治疗起来极为不便。之前阿文兄长患结石病，我给他开的岳老中药排石方，就是他自己去外面购买的。三嫂膝关节骨质增生疼痛厉害，也是我帮她到外面买了川芎，然后晒干研末，给她调醋外敷患处，一天一换。三次用药后，她的疼痛明显减轻，五天便康复了，三嫂很是高兴。不过也有特殊情况，个别患者在敷药后局部出现过敏反应，则应及时停药并局部外搽皮康霜软膏。

房屋建设断断续续一年多时间，一间十多米长进深，有着上、中、下三层的房子终于建好了。我和家人高兴地将诊所搬到新房子里，并且开办了中药房，添置了近两百味中药。我自信地用毛笔在大门上写下了我的主攻方向：骨伤科、烧伤科、结石科、风湿科（疼痛科）。1995年的这个春节，我们过得非常开心。7月份，我申办了村上的卫生室，一切都朝好的方向发展。

农历十二月二十一日，县卫生局召开全县乡村医生、个体医生及村卫生室负责人工作会议。会议布置了1996年的主要工作任务：①改善乡村医生待遇；②评选出一批甲级村卫生室；③组织一次乡村医生晋升考试。根据会议精神，我也列出了自己的计划：①布置好三间房间，即诊断室、治疗室、药房，力争评选甲级村卫生室；②努力学习提升各项技术技能，争取在有史以来的乡村医生晋升考试中脱颖而出，成功晋升医士；③村委会组织安装电话时，为卫生室安装一部电话，以便更好地为患者服务。

农村医生的工作，其实就是一个大全科。1996年3月8日，我接诊了一个特殊病例。

某女，24岁。因产后小便失禁2天就诊。

自述生小孩时因时间较长，用力过度，生产一天后出现小便失禁。坐着时无任何反应。一旦站立，马上尿湿内裤，而自己无任何排尿感觉。

体格检查：体温：36.7℃，脉搏：72次/分，血压：110/70mmHg。呼吸：

20次／分。

该产妇（产后小孩夭折）因生产时间过长，用力过度，致使膀胱收缩功能失调而小便失禁。给中药3服内服，组方：红参12g、地骨皮10g、黄柏6g、黄芩10g、黄芪24g、云苓10g、制车前子12g、白术12g、金樱子12g、补骨脂15g、益母草18g、甘草10g，同时内服壮腰健肾丸。服第1服中药3小时后，患者感觉有好转反应，当日晚上仍尿湿内裤。服药2服时小便较前明显减少。服完第2服中药后的次日早上，小便恢复正常。

1997年3月的一天早上，周家表嫂被他老公用单车驮着来到我的卫生室。表嫂面色苍白，不断地低声呻吟着。表嫂那年35岁，已做女性输卵管结扎手术8年，平时身体很好，之前例假正常，然而这次四十多天了依然没来例假。先天晚上九点多出现腹痛，刚开始时疼痛不重，后半夜感觉疼痛加重，折腾许久才慢慢睡着。当天一早，她感觉疼痛明显加重，故而就诊。

我给表嫂查了血压，血压80／50mmHg，心率90次／分。腹部稍膨隆，腹肌紧张，全腹压痛，右下腹反跳痛。我告诉周家表哥："根据病史及体格检查结果，现在考虑主要为两种疾病：1.急性宫外孕破裂出血；2.急性阑尾炎。但是宫外孕可能性更大，建议马上转县级医院就诊，可能需要急诊手术。"

"不是说做了结扎手术就不会怀孕吗？"周家表哥虽然生长在农村，但还是懂得一些医学基础常识。我对周家表哥说："表嫂虽已做了女性输卵管结扎手术8年，但手术常用方法有好几种。表嫂做的这种叫银夹法，就是手术时将一个特制的银质夹子夹在输卵管壶腹部外部，从而阻塞输卵管，起到防止卵子通过的作用。这个手术的特点是手术时间短，痛苦小。但缺点是时间久了，夹子可能脱落或者松动，从而导致再次怀孕。"听完我的一番话，表哥马上听懂我的意思。

我接着说："现在要做的是马上租车，送表嫂去县级医院就诊，可能会要急诊手术，不能再耽误时间了。回来后记得告诉我疾病的诊断结果。"后来周家表哥告诉我，表嫂医院诊断结果是宫外孕急性破裂出血，到医院后马上进行了急诊手术。

"双抢"时节的一天下午，黎家嫂子背着他 12 岁的儿子到来。嫂子眼角噙着泪。小孩高挽着裤脚，脚背流着血，但神态自然。嫂子是外地嫁到这里的，有两个儿子：大的 14 岁，这个是小的。因家里条件不很好，于是买了耕田机，承包了村民几十亩稻田的耕田工作。"双抢"时节抢时间，实在忙不过来，于是黎大哥自己担化肥施肥，让年仅 12 岁体重才 24.5 kg 的儿子上阵帮忙开耕田机。小孩从小聪明好学，这种耕田机早就会开，故而才一个多小时就把一丘水田翻耕整理得很好。翻耕好一丘水田后，还得翻耕邻近的一丘水田。因水田与水田之间的田埂较高，小孩在开着耕田机爬过田埂时耕田机竖立了起来，从而耕田机失控翻倒。小孩见势不妙，快速跑离耕田机，然而脚背还是被耕田机铁质部件重重地刮了一下。

我先用清水将小孩伤口周边及小腿部皮肤泥巴清洗干净，然后在踝部扎上压脉带。伤口处用生理盐水清洗后，再用过氧化氢水溶液清洗，接着又用生理盐水冲洗。然后局部消毒，我戴上手套，将局部注射麻药后在伤口内用过氧化氢水溶液、生理盐水冲洗，并用手指探查伤口内情况。小孩足背部伤口长约 5 cm，深约 3 cm。伤口彻底清洗干净后，我给伤口皮下及皮肤靠一侧缝合 3 针，留下位置偏低的一侧约 2 cm 不予缝合，伤口置引流条，每日用Ⅲ号长皮膏外换一次。术后肌内注射破伤风抗毒素 1500 IU，静脉滴注抗生素 1 日 2 次，连用 1 周。经系统治疗 1 月，小孩完全康复。

就在那年夏天的一天中午，李家嫂子请我出诊帮她母亲看病。她母亲五十多岁。一周前在山中劳作后出现右足踝疼痛，开始几天并不严重，后来疼痛逐渐加重，到县医院就诊并拍 X 线片检查没有发现异常。在仔细询问病情经过后，李家嫂子母亲说："今天比昨晚好了点儿，昨天晚上痛了一晚，针扎一样地痛。"我认真地检查了她的足部，发现右足明显肿胀，右踝前下方触痛，有波动感。我告诉她们，可能是局部化脓，先用注射器穿刺看看，如果有脓，则要局部切开排脓。抽刺果然有脓液。于是我返回卫生室，给她做切开排脓术。局部消毒后戴手套，打麻药，局部纵行切开，切口流出约 10 mL 脓液。我习惯性地行伤口探查，在伤口内意外地探查到

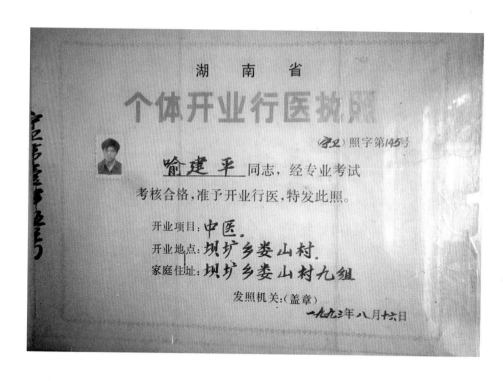

一块 12 mm × 5 mm大小的竹片。原来足部的疼痛，就是由一周前不小心刺入的小竹片所引起，最终导致局部化脓。

我告诉她们，其实类似这种情况我之前已经遇到过好几例。邻村有个老娭毑在水渠捉泥鳅后出现足底疼痛 1 年，后来我给她局部切开探查，发现里面有一块小玻璃片。还有两个小伙到山里劳作后出现足部疼痛，其实都是不小心被树木或竹片刺伤而未及时发现，最后导致化脓。所以说，任何疾病的诊断，掌握病史、症状及体征都很重要。

8 月份，听闻省卫生厅组织乡村医生进行系统化函授学习，学制两年，每年集中学习两次，每次 1 个月时间，地点在县卫校。于是我又报名参加了学习，9 月 13 日正式报到开学。我们每天一早骑摩托上学，傍晚骑车归家。授课老师都是卫生系统的医生或其他专业技术人员，大多都认识，所以学习开心，没有压力。在此期间我也结识了一些新的同学，一同交流临床心得。比如廖医生用炙甘草汤治疗肺心病，用独活寄生汤治疗腰痛，用四妙勇安汤治疗冠心病，都取得了很好的治疗效果。

《中华人民共和国执业医师法》于 1999 年 5 月 1 日起正式颁布实施。

卫生部规定：凡 1998 年 6 月 26 日前取得医师或以上职称的，直接认定为执业医师。取得医士职称的，直接认定为执业助理医师。我取得医士职称的时间是 1997 年 3 月 25 日，故按上级政策精神，认定是执业助理医师。12 月 27 日《大众卫生报》报道了我省关于执业医师认证的细节。其中每位医师档案将编入电脑备案，故而我们的医师资格证书最快也要 2000 年上半年才能领到。

2000 年来临之际，我曾衷心地祈愿，在希望的 21 世纪，老百姓的日子就像芝麻开花节节高，一年更比一年好。

第五章　我和毒剧中药的故事

令人毛骨悚然的眼镜蛇，你敢服食吗？毒剧中药生川乌、生草乌浸泡的药酒，你敢品尝吗？令人恶心的癞蛤蟆蜕下的蟾衣，你又敢不敢服食呢？

1995年上半年的一天，邻村一位女患者因膝关节退行性疼痛来我处就诊。她自诉自己之前用一个老医生的方子配了一服泡酒药，用上好的10斤谷酒泡了半年。她一直只外搽，外搽有明显的止痛作用，却不敢食用，可老医生说可以服用。

为安全起见，我让她方便时将药酒带过来，我帮她认真看看。过几天，她真的将那一大瓶药酒连同泡酒的透明玻璃瓶带了过来。我认真地辨认着瓶内的中药，有当归、川芎、黄芪、党参，还有川乌、草乌等。

川乌、草乌我们都习惯使用炮制过的，因为相对比较安全。这药酒里面的川乌、草乌，由于泡得太久，分不清是生川乌、生草乌还是制川乌、制草乌。我将药酒摇匀，倒出来约10mL，用舌尖舔了一下。

天啦！

我的舌尖马上麻木了，舌头好像被什么东西固定住了一样。我第一反应就是川乌、草乌搞的鬼，谁知道药酒里放了多少剂量的生川乌、生草乌！那可是毒剧中药啊！制川乌、制草乌有祛风除湿止痛的作用，因为炮制过，所以相对安全，而生川乌、生草乌是毒剧中药。虽然祛风除湿止痛作用强，但安全系数非常低，是不能泡酒食用的。

为安全起见，我让她把药酒全部倒掉。为什么呢？我们这乡下人淳朴，喜欢串门，一般就近外出也不锁门。当地很多人都喜欢喝酒，就怕主人不在家，有好酒贪杯的人，看到自制诱人的风湿药酒，自己服食而惹出人命来。

看来，不懂中医的人配制的风湿药酒还是存在很大风险。如果想要配制风湿药酒，最好先咨询中医师、中药师。同时，药酒瓶上最好贴上配制药酒的处方及中药用量标签，以确保安全。

1998年下半年，我一堂嫂因顽固性咳嗽到中南大学湘雅二医院就诊，确诊为肺癌早期。她家里条件不好，没钱住院手术，于是找我用中医办法治疗。那些年我订阅了《大众卫生报》，我清楚地记得1998年6月5日那一期报纸上有篇文章，讲的就是食用眼镜蛇治疗癌症的病例。我建议堂嫂试试，即用食用眼镜蛇的方子治疗。

方子的具体方法是：取土鸡1只，去毛去内脏。取眼镜蛇1条，放高压锅内与土鸡一同炖煮，然后吃肉喝汤。1条蛇与1只鸡分2~3天吃完，吃时放少许盐。间隔5~6天吃1条。为安全起见，她请捕蛇人去抓蛇。后来有冰箱了，她就先将蛇冻僵后再去炖煮。她前后吃了好几条眼镜蛇，小便时排出多量水泥浆样物体。后来复查，她体内的肿块不明显了。2020年10月，堂嫂因糖尿病去世，距离确诊肺癌已过去22年。

抓眼镜蛇很不安全，后来有患者家属就和蛇城老板联系，请他们帮忙收集眼镜蛇蛇头。蛇头收集后，泡在白酒内储存，方便时再带回。有一癌症患者家属既想用眼镜蛇蛇头炖服治疗癌症，又怕不安全，询问我该怎么办。我说既然你害怕，那我先试服一下。

我决定自己来做个试验，测试眼镜蛇蛇头的毒性。我瞒着我老婆，用一个高压锅炖了一只眼镜蛇蛇头，加了一些浸泡的白酒与一些猪肉。长时间的高压炖煮，那些肉炖得糜烂，我试着尝了一点儿，没什么不良感觉。过了半小时，我又吃一点儿，依然没有异常反应。等我吃完这些东西，已经花了三个多小时。其实我是凡人，我也怕中毒，也怕死呀。从部分患者和我亲自服食情况来看，显然是安全的。

那几年，我观察到有多例癌症患者，经服食眼镜蛇后，生活质量都有明显提升，说明眼镜蛇治癌确有效果。眼镜蛇蛇头为什么能够治疗癌症呢？应该是眼镜蛇蛇头部位的毒囊储存的蛇毒有抗癌作用。这些蛇毒经高温炖煮后，蛋白凝固，毒性明显降低或分解了，因而食用安全。其实这种治疗方法就是中医的"以毒攻毒"。关于恶性肿瘤的治疗，中医治疗原则主要是：扶正固本，调理脾胃，清热散结，以毒攻毒，所以联合使用疗效更佳。

当前眼镜蛇是国家二级保护动物，捕捉又不安全，同时现在有新闻报道，有人在打开浸泡有眼镜蛇的药酒瓶时，有被眼镜蛇咬伤的个例，那么还有其他可以替代的好办法吗？好办法总是存在的，只要我们善于学习。其实，上苍还赐予了我们一味好药，那就是蟾衣。

蟾衣就是癞蛤蟆蜕下的皮，如蛇皮一样，可治疗多种肿瘤，效果好又相对安全。蟾衣虽然药用价值高，但服用依然是有风险的。作为医生，要想知道你的药用在患者身上是否安全，最好的办法是亲自体验。我从网上买来些蟾衣，然后取一张撕碎，开水冲泡后慢慢食用。有点腥味，其余无特殊。每天1~2张，我连服了10天，安全无异常。这个蟾衣要比眼镜蛇相对安全得多，目前广泛用于治疗各种癌症、过敏性鼻炎、顽固性皮肤病等疾病，疗效很好。蟾衣虽然相对安全，但是有过敏病史的患者需要提防过敏，服用时还是要咨询医生。总的来说，安全第一，疗效第二。

从以上这些实例来看，即使是身含剧毒的眼镜蛇，在适当的地方也能发挥它们巨大的作用。

对于中医药来说，毒剧中药是一个绕不开的话题，是一把双刃剑。用得好，效如桴鼓；用得不好，一命升天。我最佩服中医大师李可前辈，敢使用大剂量毒剧中药生附子、生南星、生半夏等。我们临床医生没有那个中医功底时，绝对不要有那个胆量使用大剂量的毒剧中药。使用毒剧中药时，我们要如临深渊，如履薄冰。医疗机构应专人专柜上锁保管，外贴标签明示。即使外用，在加工粉碎过程中，工作人员亦应戴口罩严密防范，严防中毒。粉碎机专用，用后及时清洗干净。

李可前辈认为，阳虚的主要表现症状就是怕冷。李可名言之一："阳虚之人十之八九，阴虚之人百不见一。"我们国家不管是南方还是北方，六十岁以上的老年人，都可以用四逆汤保健，少量且长期服用，可以调整元阳，延年益寿。也可用金匮肾气丸，只需十天半个月，就可以把好些个肾虚证候扭转过来。

第六章　柯雷氏骨折 42 例治疗总结

一天下午，我刚骑摩托车出诊回来，邻村丁家大嫂步行来到我的卫生室。嫂子后面远远地跟着一个胖墩墩的小男孩，噘着嘴，低着头，好像做了错事的样子。

丁家嫂子说，她们家 10 岁的儿子平时就特调皮、特贪玩。上午和一群小朋友在稻田的草垛上玩跳远游戏时，从约 2m 高处跳下致右腕受伤。受伤后小孩生怕大人责怪，不敢和大人讲，是吃午饭时不能握筷子才被大人发现的。

我让小孩躺在诊疗床上，给小孩认真地做了检查。腹平软，无压痛，无反跳痛。脊柱无畸形，左上肢及双下肢活动无异常。右肩关节、右肘关节活动好。右腕略显肿胀，无餐叉样畸形，右腕关节活动受限，右桡骨远端距离腕关节 2 cm 处压痛明显，环形压痛。

我和丁家嫂子说："根据检查情况，小孩是骨折了。医学上叫桡骨远端骺离骨折。我们可以给他做复位治疗，如果复位后小孩疼痛明显减轻，腕关节活动自如，证明复位成功，外用石膏夹板固定 3 周就可以了；但是过几天要过来复查一下。如果复位后依然疼痛厉害，腕关节不能活动，则要到县级医院拍片检查。"

丁家嫂子表示理解，请求我给小孩手法复位。于是我让嫂子抱着小孩坐在凳子上，邻居助手双手环抱小孩前臂上端，我则双手环抱小孩腕部，做对抗牵引约 3 分钟后，我加大患儿手腕背侧成角后，猛然牵抖并屈腕，听到骨骼复位响声。

小孩咬着嘴唇，眼里含着泪花，但是没有哭出声来。让小孩休息几分钟后，我再按压原来疼痛的地方，小孩说好像不痛了。我让小孩活动腕部，活动自如，小孩开心地笑了。随后给石膏前后夹板固定，嘱按时复查。

然而，第二天小孩没有过来复查，第三天小孩还是没有过来。她们再次过来是在两周后。这次过来依然是嫂子走在前面，小孩远远跟在后面。不过嫂子是怒气冲冲的样子。我心里一惊，难道我的治疗出了问题？

原来上次复位后第2天，小孩就只有轻微疼痛。不到1周，疼痛完全消失，手部活动自如。于是在固定两周后，小孩自行去掉了外固定的石膏夹板。之后又去爬草垛，再次从草垛跳下后又致原来腕部处受伤，出现疼痛，不能活动，把嫂子气个半死。

没办法，只得再次复位后石膏夹板外固定3周，并嘱其按时复诊。追踪观察20年，无任何后遗症。

农村工作的30年间，我养成了做病例记录的好习惯。只要有时间，我就会整理病例并加以总结，积累了不少有关骨伤科的病例病案。下面是我手法治疗柯雷氏骨折42例的总结。

1990年12月至2000年12月，我经治的有详细记录的柯雷氏骨折患者共42例。其中男性17例，女性25例。17岁至30岁12例，31岁至50岁16例，51岁以上14例。骨折断端嵌顿、骨折线进入关节腔6例，尺骨茎突撕脱性骨折36例。粉碎性骨折31例，横断骨折11例。年龄最小者17岁，最大的81岁，均为新鲜骨折。骨折主要原因为平地或高处摔下所致。对于上述病例，我均采用中医手法复位后小夹板或者石膏前后夹板，掌屈尺偏外固定治疗。无论骨折线进入关节腔还是未进入关节腔，采用以上方法，均收到了较为满意的治疗效果。42例中愈合良好37例，畸形愈合5例（其中3例患者未按时复查，在石膏夹板外固定后15~20天内，自行去除外固定。1例患者为粉碎性骨折严重移位者，1例原因不详）。

复位方法：骨折断端血肿处行0.5%利多卡因液3mL局部麻醉后，患者坐板凳上，上肢伸直，家属在其身后搀扶。一助手双手环抱患者前臂中段，另一助手双手环抱患者手腕手掌部，做持续对抗牵引，维持 3~5 分钟，将嵌入断端完全牵引开来。这时，术者一手虎口置患者桡骨远端桡侧，另一手虎口置患者尺骨下端尺侧，双手同时用力向对侧挤压，先行纠正桡侧移位（解决次要矛盾）。然后，术者双手环抱患者前臂近端，双手大拇指按压于桡骨远端断端处。在充分对抗牵引下，两助手加大原始向掌侧成角畸形。同时，术者再端提近端，双手大拇指用力按压远端纠正背侧移位（解决主要矛盾）。嘱助手持续牵引下掌屈尺偏患腕关节。术后前后石膏夹板掌屈尺偏固定 6 周。

柯雷氏骨折的手法复位，应由一个施行复位的健壮医生及两个得力助手合作最好。中医骨伤科业务最好在有影像条件的乡镇卫生院及以上医院开展。复位固定后的第 2 天或者第 3 天是肿胀高峰期，故应于次日或第 3 天及时复诊一次。肿胀严重者，应将石膏夹板外面的绷带去除后，重新用纱布绷带外固定以减压。柯雷氏骨折复位石膏夹板外固定后，即要鼓励患者多做握拳活动，以防止关节僵硬。去除外固定后出现关节僵硬者，内服中药舒筋软坚汤，一般 5~10 服即有明显效果。

在所有桡骨远端骨折病例中，有三种骨折较为多见：①柯雷氏骨折最为多见，且多并发尺骨茎突撕脱性骨折。②桡骨远端骺离骨折。好发于青少年，一般局部无明显畸形，有环形压痛，治疗较柯雷氏骨折简单。一个医生及一个助手对抗牵引下猛力牵抖即可顺利复位。复位后疼痛即明显减轻或基本消失。③史密氏骨折，又称反柯雷氏骨折，远端向桡侧、掌侧移位。复位方法与柯雷氏骨折相反，复位后背屈尺偏，石膏夹板外固定。

年龄较大患者，术前应测血压、做心电图检查。手法复位治疗后仍有桡侧移位 3 mm 左右者，一般无须再次复位治疗。高龄老人、严重高血压、严重心脏病、体质极差等患者，不建议手法复位治疗。骨折后有骨折碎片进入关节腔且年纪较轻患者，应考虑手术治疗。

个别柯雷氏骨折患者，在成功复位石膏夹板外固定后没有按时复诊，且较早自行拆除外固定，最终导致骨折移位、手腕部肿胀，出现持久疼痛时，应提早防范此类情况发生。骨折复位外固定 15 天内，要按时复查拍片 2~3 次。成人骨折外固定时间，应在 4 周以上。

骨折后出现疼痛、肿胀明显者，结合针灸治疗，有立竿见影的效果。桡骨远端骨折手全息针法均在健侧取穴：内关、三叉一穴、灵骨、三间、液门透中渚，加手三里、曲池。一般针入痛减。如疼痛依然严重，加针健侧足全息针法：太溪、太冲、公孙、太白、足临泣，加悬钟、足三里、阳陵泉。疼痛及肿胀立马减轻或基本消失。针灸 1 日 1 次，连针 3~5 天。

典型案例：傅某，女，73 岁。就诊日期：2020 年 1 月 9 日。

左腕外伤，疼痛 3 小时。

平地摔倒，致左腕受伤，伤后疼痛。

体格检查：血压为 140/70mmHg，心率为 75 次 / 分，律齐，无杂音。左手餐叉样畸形，轻度肿胀，远端向背侧桡侧移位明显。距腕关节 3 cm 处桡骨远端压痛明显。

X 线片提示：左桡骨远端骨折，远端向桡侧、背侧移位，断端嵌顿。

诊断：左腕柯雷氏骨折

治疗经过：采取 3 人复位法，局部注射 0.5% 利多卡因。患者坐位，一助手双手握前臂上端，另一助手双手握患者腕部，维持对抗牵引 3~5 分钟，用以解除断端嵌顿重叠。嵌顿重叠解除后，术者双虎口置患者腕部尺侧和桡侧，同时用力向对侧挤压，先行纠正桡侧移位。在维持对抗牵引下，术者双手环抱近端，双手大拇指用力按压桡骨远端，在维持对抗牵引下端提近端，按压远端，同时嘱助手在维持牵引下掌屈尺偏患腕。术后石膏前后夹板掌屈尺偏固定。术后 X 线片显示断端嵌顿解除，对线对位好。嘱按时复查，石膏夹板外固定 6~7 周，术后内服活血化瘀的中成药。术后第 2 天肿胀明显，第 3 天肿胀达最高峰，之后肿胀逐渐消退。

第七章　常见骨折治疗总结

2006年4月3日下午，我在医院门诊上班。几个酒朋友用板车拖着德哥来医院就诊。德哥50岁，平时酗酒。右大腿腿部外伤，无法行走24小时后，因疼痛难忍故而求医。

德哥自述：24小时前，他酒后步态不稳，不慎从楼上摔下，致右大腿受伤，伤后疼痛，大腿根部肿胀，不能行走。

体格检查：血压140/80mmHg，心率72次/分。右下肢屈曲、外展，腹股沟处压痛明显，纵向叩击痛。

我马上安排他去拍X线片，X线片提示：右股骨颈基底部骨折，断端嵌顿。

德哥父亲已八十多岁，还要负担已40岁却智力低下的弟弟，家庭经济压力大，已交的800元医药费用都是朋友帮忙凑的。从费用和康复效果的角度考虑，我建议行右股骨髁骨牵引术。德哥同意做骨牵引。术后将德哥患肢置托马架上，维持10 kg骨牵引。行骨牵引术留观一天后，德哥即要求回家治疗。交代病情的严重性及可能发生的并发症后，德哥及亲属表示理解并签字，我便同意他回家治疗。出院前拍X线片复查，X线片结果提示：右股骨颈基底部骨折，对线对位良好，断端无嵌顿。

回家后，德哥患肢置托马架上，嘱咐其维持骨牵引5kg。牵引15天后，他自行去除托马架。在继续维持骨牵引25天后，去除骨牵引。3个月后，德哥便可外出自由行走。追踪观察 13 年，无跛行及其他明显异常。

股骨颈骨折，常见于年龄偏大的老年人，大多为平地摔倒所致。骨折后因局部血运不良，骨折愈合率较低，骨折后最多见的并发症为压疮。

诊断依据：

1. 有外伤史。髋部疼痛，活动加剧。不能负重，个别患者可行走。

2. 患肢屈曲、外展短缩畸形，纵向叩击痛。

3. X 线片可明确诊断。

分型：

根据骨折线的不同可分为头下型、颈中型、基底型。头下型及颈中型属于囊内骨折，因血运差，愈合率低。基底型血运好，愈合良好。

治疗：

1. 无移位者，患肢皮肤牵引，穿丁字鞋。牵引重量 2~3 kg，维持 4~6 周。

2. 有嵌顿移位者，股骨髁上骨牵引，牵引重量为身体的 1/10~1/7 kg，维持 8~12 周。

3. 病情复杂的患者，身体及经济条件允许，行股骨头置换术，可利于功能快速康复，有效防范骨折后并发症，如压疮、肺部感染、泌尿系感染、脑血管意外等病症。

股骨颈骨折的患者中 1/3 可以完全康复，1/3 骨折不愈合，1/3 出现股骨头缺血性坏死。对于高龄或者较年轻患者，如果平时身体状况好，胃口好，性情乐观，大都可以在骨折后 4 个月左右康复。

平时身体健康状况较差，胃口不好，性情悲观，高龄，且家庭护理工作跟不上来者，病情预后较差，且有危及生命风险。早期要同患者家属沟通好，让他们知道病情的严重性、复杂性及注意事项，以利于疾病的快速康复，更利于维持良好医患关系。

长期的基层临床工作中，我积累并记录了大量有关骨伤科病例病案资料。以下是肱骨髁上骨折 23 例的治疗总结。

1990~2000 年，经我手法复位治疗肱骨髁上骨折患者 23 例。其中年龄最小者 1 岁，最大者 49 岁。男性 17 例，女性 6 例。伸直型 22 例，屈曲型 1 例。儿童 21 例（其中 1~10 岁 15 例，11~13 岁 2 例），成人 2 例。车祸伤 1 例，平地或骑单车摔伤 22 例。左侧 12 例，右侧 11 例。

伸直型手法复位经过：家属抱患儿坐板凳上，患肢伸直，掌心向上。一助手双手握患儿前臂下段，另一助手双手握患儿上臂中段，做对抗持续牵引约 3 分钟，以纠正断端重叠嵌顿。这时，术者一手虎口置患者上臂骨折近端内侧，另一手虎口置患者骨折远端外侧，双手同时用力，纠正桡侧移位。轻度桡侧移位可不予纠正；但如果尺侧移位，则须完全纠正，以防肘内翻畸形的发生。纠正侧方移位后，在两助手对抗牵引的同时，术者双手环抱患者上臂中下段，双手大拇指按压于肘后断端处，双手同时用力端提近端，按压远端，用以纠正前后移位。同时嘱助手对抗牵引下屈肘，掌心向上。术后，石膏托外固定。

术中应防范肘部血管神经损伤，严防浮克曼缺血性挛缩及肘内翻畸形发生。骨折后 1~3 天为肿胀高峰期，术后应严密观察患肢血运，及时复查调整外固定。如为屈曲形骨折，则需伸直患肢且固定 3~4 周。

治疗体会：肱骨髁上骨折，好发于 5~10 岁年龄段儿童。外伤后局部肿胀，尤其移位明显者肿胀更甚。肱骨髁上骨折的主要并发症为：①前臂缺血性挛缩。②肘部血管及神经损伤。③骨化性肌炎。④肘内翻畸形。故应争取早期有效复位，力求一次复位成功，可有效防范浮克曼缺血性挛缩及骨化肌炎的发生。

对于骨折后尺侧移位患者，复位时应完全纠正尺侧移位（在肘部石膏托外固定硬化时，利用石膏塑型，尽量使肘桡偏，前臂旋前位固定，掌心向上）。术后严密注意患肢血运，按时复查。早期服用活血化瘀、消肿止痛的中成药。多做握拳活动，利于肿胀消退，促进骨折愈合。

肘部骨折后出现疼痛、肿胀明显者，结合针灸治疗，有立竿见影的效果。均健侧手全息针法取穴：内关、三叉一穴、灵骨、三间，加手三里、曲池，一般针入痛减。如果疼痛依然严重，加针健侧足全息针法：太溪、太冲、公孙、太白，加足三里、阳陵泉、犊鼻、鹤顶。疼痛及肿胀马上减轻，或基本消失。针灸 1 日 1 次，连针 3~5 天。

出现骨化性肌炎者，内服中药舒筋软坚汤，一般 10 服即有明显效果；服药的同时保持患肢制动，后期可适度活动患肢。

骨科门诊病例中，柯雷氏骨折、股骨颈骨折及肱骨髁上骨折多见，临床医生应充分重视。

第八章　重症损伤莫大意

2004 年 4 月 9 日，我在卫生院门诊值班。这时，附近村民送来患者陈师傅。陈师傅 40 岁，自述在帮人挖井时，不慎从地面掉入约 10m 深的井中，致右小腿受伤。伤后疼痛，局部肿胀明显，不能行走。附近村民发现后，帮忙把绳索下放到井底，陈师傅用绳索把自己腰部捆绑好，然后大家合力把他拉出井中。患者从受伤到医院就诊大约 3 小时。

我快速而又认真地给陈师傅做了体格检查：急性重病容，血压 130/70mmHg，胸廓无畸形，无压痛，心率 72 次 / 分。腹平软，无压痛。右小腿肿胀严重，无挫裂伤口，全小腿触痛。X 线片示胫腓骨斜形骨折（胫骨骨折线长约 25 cm）。

初步诊断：1. 右胫腓骨骨折；2. 右小腿筋膜间综合征。

紧急处理：1. 右下肢制动；2. 建议紧急转上级医院行右小腿切开减压术。

20 世纪 90 年代到 21 世纪的前 10 年间，家乡农村外伤骨折的病例比较多见。在这些骨折中，小腿部位损伤所致的胫腓骨骨折，大多病情严重甚至凶险，应引起高度重视。

胫腓骨骨折病例中，斜形及螺旋形骨折多于横断型和粉碎性骨折。

诊断要点：

1. 明显外伤史；2. 局部肿胀、压痛、畸形；3.X 线片支持诊断。对于肿胀严重者，要严防筋膜间综合征的发生。

治疗：

①无移位的横断及粉碎性骨折，前后石膏夹板固定；②有移位的横断型骨折、锯齿骨折可手法复位，石膏夹板或小夹板外固定8~12周；③对于有移位的不稳定骨折，如斜型骨折、螺旋型骨折等，可以跟骨骨牵引3周后，小夹板外固定；④以上治疗方法效果不理想者，可考虑手术内固定治疗。

胫腓骨下1/3骨折，因为血供因素，一般愈合较慢或延期愈合，固定期应较长，要提前和患者及家属交流沟通好。

胫腓骨上端骨折，易合并血管神经损伤，要特别重视，严密观察提防。

小腿严重损伤致骨折，同时有筋膜间综合征发生的可能，一旦发生，应到有条件的医院行急诊手术，切开减压治疗。研究证明，缺血30分钟将出现神经功能异常；完全缺血12~24小时，将发生永久性神经功能丧失。肌肉缺血2~4小时，有功能损害；缺血8~12小时，则为不可逆损害。

胫腓骨骨折后出现疼痛、肿胀者，结合针灸治疗，有立竿见影的效果。健侧手全息针法取穴：内关、三叉一穴、灵骨、三间，加手三里、曲池、孔最，一般针入痛减。如果疼痛依然严重，加针健侧足全息针法：太溪、太冲、公孙、太白，加悬钟、足三里、阳陵泉，疼痛及肿胀马上减轻或基本消失。针灸1日1次，连针3~5天。

典型病例1：赵某，女，10岁。就诊日期：2002年2月5日。左胫骨中下段斜形骨折，X线正位片示远端向外侧移位0.4 cm，侧位片示无明显移位，家属拒绝皮肤牵引。卧床休息10天后行X线片复查，正位片示远端向外侧移位0.6 cm，侧位片无明显移位。给皮肤牵引5 kg维持10天，骨折后第31天复查，已有大量骨痂形成。

这个病例提示，骨折后应立即行皮肤牵引！

典型病例2：张某，男，40岁。就诊日期：2004年4月4日。右胫腓骨中下段粉碎性、螺旋形骨折，胫骨对位50%，腓骨对位可。患者拒绝骨牵引术，遂给患肢石膏托外固定术，内服活血化瘀、和营续骨的中药。

骨折 40 天后复查，断端无移位。53 天后复诊，断端可扪及大量骨痂。骨折 3 个月后，可弃拐行走。

典型病例 3：曾公，82 岁。早上放牛时为防止耕牛吃草时乱跑，将牛缰绳缠在一只手掌上，并且收得很短。另一只手则握着一个拍蚊器，帮助耕牛驱赶蚊群。因拍打耕牛身上蚊群时用力过大，耕牛受到惊吓突然奔跑，将老人家重重地摔在地上。伤后腹痛，并逐渐加重。伤后 10 小时就诊。

体格检查：急性痛苦病容，心率 84 次 / 分，律齐，无杂音，血压 110/70mmHg。

腹部无明显膨隆，腹肌紧张，全腹压痛，脐周压痛尤其明显，反跳痛。肠鸣音 2 次 / 分。

初步诊断：急性外伤性肠穿孔。

建议转上级医院急诊住院手术治疗。后经县人民医院住院治疗，确诊为肠穿孔而行急诊手术，术后恢复良好。

典型病例 4：郭某，男，61 岁。就诊日期：2010 年 1 月 8 日。平地摔倒，致右胫骨下段螺旋型骨折。远端向前、向外侧移位。当晚行跟骨骨牵引术，牵引重量 9 kg（患者体重 45 kg。教科书建议牵引重量为人体重的 1/10~1/7。人民医院骨科设定的牵引重量一般为 10~20 kg）。3 天后拍片复查，纠正部分重叠嵌顿，有轻度旋转。为方便活动，患肢石膏托外固定。骨折 9 天后拍片，断端嵌顿仍未完全纠正。去除外固定石膏托，骨牵引重量加至 10 kg。骨折后第 10 天，患者感觉良好，双下肢等长。

骨折后第 14 天拍片，重叠嵌顿纠正，旋转纠正。我请大舅阅片，大舅建议小夹板外固定，远端加棉花垫。骨折后第 15 天，骨牵引减为 2.5 kg。骨折后第 20 天，骨牵引改为 1.25 kg（半口红砖）。骨折后第 31 天，维持骨牵引 1.25 kg。第 40 天后去除骨牵引，小腿前后石膏夹板固定 6 周后，去除外固定，扶拐下地活动。追踪 10 年，患者述患肢无短缩、无旋转、负重无异常，天气变化无特殊不适。

第九章　神秘的神阙穴

一个神秘穴位，通治百病却无人知晓。一个神秘穴位，日日相见却视而不见。一个神秘穴位，褪去岁月的尘埃，千呼万唤始出来。这个穴位在哪里？又有何特殊功效？下面我来为大家揭开它的神秘面纱。

这个穴位就是神阙，用通俗的话说，就是我们的肚脐眼。说神阙可能不知道，说肚脐眼大家都好找吧！假若肚脐都找不到，就不要学中医针灸了。

神阙是我们人体最容易找，功能最齐全，而且最神奇的穴位，是人体的长寿大穴。中医学认为，神阙为五脏六腑之根，神元归藏之本。经络学说认为，脐通五脏六腑，联络于全身经脉。气功理论认为，脐下是指脐之深部，为下丹田所在。现代医学证明：脐为腹壁最后关闭和最薄处，最利于药物渗透与吸收。现代数学理论也证明：脐恰好位于人体黄金分割点上，是调整人体功能的最佳作用点，被称为人体"第二大脑"。由此可见老祖宗说的"腹有诗书气自华""书要读到肚子里去"都是富含深刻哲理的，

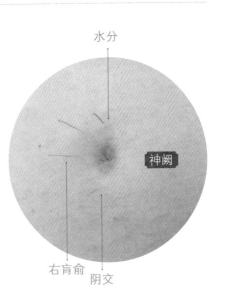

水分

神阙

右肓俞

阴交

只是我们现代人没有认识、没有理会罢了。神阙又称齐，脐中，气舍，命蒂。始载于《素问·气穴论篇第五十八》："肩贞二穴，喑门一穴，齐一穴。""齐"同"脐"。主治虚寒厥逆，素体虚弱，腹痛，腹胀，腹泻，便秘，月经不调，崩漏，不孕，水肿，小便不利，遗精，遗尿等病症。

在人体穴位中，神阙是结构最特殊，定位最明确的腧穴。其特殊性及整体联系的广泛性，是其他任何体穴都无法比拟的。有人在经络敏感的人身上针刺其神阙时发现，针刺神阙穴能引出不少感传路线，大体分为3类。一是纵行的主干，呈双向贯注循行任脉通督脉；二是横行双向贯注的环形路线，为沟通神阙与命门的一条捷径；三是由神阙向胸腹壁斜行双向贯注的放射状路线。这些感传路线分布严整，排列规则，分布联系范围广泛，说明脐与全身经脉相通。脐部具有独特的解剖结构和独特的作用，与整体有广泛性联系，因而脐也是一个全息胚。

受高树中老师神阙研究理论的启发，我们以神阙为中心的脐全息针法，是在脐旁1寸扎针。在脐旁扎针透刺神阙，既便于消毒进针，又能增强疗效，而且基本无痛，易被患者接受。

那么，什么是脐疗呢？脐疗就是指将药物做成适当的膏、丹、丸、散、糊等剂型敷于脐部，或在脐部给予艾灸、针刺、热熨、拔罐等，用以治疗疾病的方法。我们前辈最常用的方法，就是用一个竹筒在肚脐上拔火罐。或者给肚脐涂清凉油、风油精。

脐疗的优点：①操作简单方便，一看就懂，一听便知，一学就会，省去煎药服药的麻烦。②适应证很广。内科、外科、妇产科、儿科等各科常见多发病症都可以应用，且见效快、疗效高。可一方治多病，也可一病用多方。③给药途径特殊，患者无痛苦，避免口服及注射用药的缺点。局部无创伤，患者易于接受。④脐疗用药为常见中草药或家庭常备食物，如葱、姜等，取材方便，且用量小，节约了药材。⑤常用方药可配备好储存备用，一旦需要，随时可用。即使治疗中有不良反应，也可随时去掉或更换，安全可靠。

脐疗的注意事项：①孕妇禁用！小儿皮肤细嫩，应在脐部先涂一层凡士林再敷药，且严防外固定胶布过敏。②脐疗时脐部应先用75%的乙醇消毒，以防感染。③脐疗用药虽然有自己的特点，但仍宜辨证用药，方能提高疗效。如不会辨证，可根据传统经验习惯使用。④脐部用药吸收快。故用药头几天，个别患者会腹部不适或隐痛，一般过几天自行消失。⑤慢性病和预防保健用脐疗时，前后两次换药之间宜间隔数小时。局部过敏者停止使用，并外用肤轻松软膏等抗过敏。

脐疗在临床上主要用于治疗哪些方面的疾病及预防保健呢？脐疗广泛应用于儿科、妇科、内科、外科、五官科等共100多种疾病的治疗。

一、儿科。小儿口疮、消化不良、腹泻腹痛、夜尿频多等病症。

如细辛研末调醋敷脐治疗口疮。丁香、肉桂研末，醋调敷脐治疗腹泻。干姜、高良姜、白芷研末，醋调敷脐治疗胃寒疼痛等。

二、妇科。宫寒痛经、不孕、围绝经期综合征、盆腔炎症、子宫肌瘤、乳腺增生等病症。如脐部贴含威灵仙、水蛭、冰片等成分的黑膏药，治疗乳腺增生。生地、肉苁蓉、菟丝子、吴茱萸研末水调敷脐，治疗围绝经综合征。清凉油、风油精搽肚脐，治疗痛经、胃寒疼痛等。

三、内科。感冒、咳嗽、头痛、发热、心慌、失眠等病症。如麻黄、杏仁、甘草研末，加葱白3根共捣敷脐，治疗感冒初起发热等。

四、外科。腰腿痛、骨质疏松、阳痿、早泄等病症。如巴戟天、吴茱萸、细辛研末水调敷脐，治疗阳痿。露蜂房、白芷研末醋调敷脐治疗早泄等。

五、五官科。口疮、口臭、过敏性鼻炎等病症。如细辛研末用醋调敷脐治口疮，薄荷脑研末敷脐治口臭。党参、白术、干姜、甘草、苯海拉明研末敷脐治疗过敏性鼻炎等。

下面我们再来简单回顾一下脐疗的优点、注意事项及适应范围。

优点：①操作简单方便；②适应证广；③患者无痛苦；④取材方便；⑤可储存备用。

注意事项：①孕妇禁用，小儿慎用；②局部消毒；③辨证用药效果更好；④腹部有不适及疼痛；⑤防范过敏。

适用范围：儿科、妇科、内科、外科、五官科等各科 100 多种病症。

从以上内容可见，神阙穴具有使用方便安全，且具有多功能性、多病种性的使用特点。

第十章　我和"腋留香"的故事

集镇上的孙师傅二十来岁，长得帅气又会开车，经常开着他的小四轮来村上帮人接送猪崽。来的次数多了，我们也就无话不谈。

孙师傅说他之前有严重腋臭，虽谈了好几个女朋友，最后都因腋臭而告吹，让他很是苦恼。由于常年开车在外面跑，也就方便了他遍访治疗腋臭的药方。功夫不负有心人，终于一个老医生告诉他一个治疗腋臭的外用药秘方。配方为：密陀僧 1 份、白芷 2 份。一起研末外用。气味明显时 1 天外涂 1 次。他已经使用好几年，也告诉过好多外地朋友使用，都有很明显的效果。

后来我通过读书发现，密陀僧主要成分为氧化铅，因含大量的重金属铅，长期使用，铅会通过皮肤吸收，不利于人体健康。于是我建议他改良配方。

我发现枯矾（煅白矾）主要成分为含水硫酸铝钾，有燥湿杀虫、解毒止痒的作用。而小孩常用的痱子粉也吸湿作用明显，主要成分是滑石粉、冰片、甘草等。我似有感悟，于是帮他改良了腋臭配方：枯矾 1 份、白芷 1 份、滑石粉 2 份，冰片少许，研末外用。

孙师傅外用后向我反馈，说疗效很好。我说："你使用起来有好效果，不等于别人也有好效果。你可以送一些给你的那些朋友，让他们也试一试，看看大家的效果怎样。同时，也可以用于治疗脚臭、脚汗症及足癣。"

再次见到孙师傅是在几年后，孙师傅因为不开小四轮了，所以很少再来我们村上。见面后我们又聊起腋臭药。孙师傅说："你帮我改良的药方效果很好，很多人使用了，对于腋臭有立竿见影的效果，外用1次，夏天可以维持1~3天。同时对于脚臭、脚汗症也有很好的效果。但是有些人不喜欢用。"

"效果很好为什么不喜欢用？"我疑惑地问孙师傅。

"那个药外用后，身上总有一股冰片的药味，到外面后总有人问起原因，不方便和别人解释。"

看来一个好的药品，不但要有好的效果，而且要毒副作用小，还得给患者尊严。我陷入了沉思。

后来我读书又了解到，有专家认为，枯矾主要成分的铝含量较高，长期使用可引发贫血、骨质疏松、脑萎缩及老年痴呆等，不利于人体健康。也有专家认为，那些铝离子不一定都被人体吸收了，故不一定有那么大的不良反应，日本人生活中使用的铝制品也很多。我认为既然有争议，就有改进改良的必要。于是我又着手找资料，准备再次改良腋臭配方。

通过几年间断地找资料，找文献，我又拟定了一个腋臭配方，并且给它取了个好听的名字——腋留香！配方为：龙骨粉1份、白芷末1份、滑石粉2份，混合均匀装瓶。局部外用，一周1~3次。

龙骨粉主要成分为羟基磷酸钙，还含有铁、铝、镁、锰、锶等微量元素。滑石粉主要成分为硅酸镁，所以外用相对安全。祈愿新的配方有很好的疗效。

配方出来了，现成的外用制剂也搞好了，要怎样快速验证腋留香的外用效果呢？我犯难了。

皇天不负有心人，机会终于来了。

那年秋天的一个下午，医药公司的业务员小余到来。小余是第一次到我卫生室，送上了他家乡的一些特产，希望我能与他们公司合作。小余告诉我，他做业务员五年了，国内已经跑了好几个省市。因为他勤快，销售业绩也好，所以领导很是喜欢他。也经常派他开发新市场。他来我们县不到1月，就已经跑了一百多家卫生室及诊所。小余的一席话，让我若有所悟。

小余临走前，我送上几份腋留香给他，委托他送给与他们公司有合作的医生，让他们再免费送给受"腋臭"困扰的朋友，并及时反馈给我使用后的真实效果。小余欣然答应了。

不到1个月的时间，小余给我回馈效果了，他回访了好几个试用者，大家都反映很好，疗效神奇。下面是他老婆一闺蜜的使用情况。

某女，32岁。腋臭气味明显多年。曾托人购买香港等地出产的多种治疗腋臭的药，使用效果不明显。自述外用腋留香1次后即有明显效果。秋天外用1次，药效可维持5~15天。15天后会有一点儿气味，但是不明显，要仔细闻才能闻到。仅使用3次，比没有使用之前气味减轻了90%以上，患者非常开心。

后来也有患有腋臭朋友告诉我，腋部轻度气味者，腋部外搽红霉素软膏或者金霉素眼膏，1天或者数天外搽1次，也有一些效果；缺点就是会弄脏衣服。再后来又有患者朋友教我一个简单有效而且方便的办法：75%乙醇棉球局部外搽，1天1次，也有一定效果。

现在条件好了，轻症者，可以直接网上买带喷头的75%的乙醇，局部外喷1~2下就可以了。重症者，则局部外喷腋留香粉，非常方便。偏远山区取材不方便的，用灶心土（伏龙肝）研末外搽腋下，就有明显效果，这可是唐代医家孙思邈的方子哦。

第十一章　杭州交流开眼界

2001年8月，特色专科名医学术交流会在杭州召开。我有幸来到这个风景秀丽、闻名中外的旅游城市参会。

8月11日上午8时，我乘火车到达杭州。在艺都大酒店报到时，我有幸结识同住一室的来自湖北浠水的方医生。方医生十多岁便跟随伯父学习中医，通过十多年的系统学习，他对中医已有一定的认知及较多感悟。于是，我虚心向他请教石淋的中医药治疗方法。

学术交流会日程安排：8月11日报到；8月12日是专家讲课，授课老师是湖北中医学院黎烈荣教授，主讲妇科疾病的外治法及适应证研究；8月13日参会医生自由交流；8月14日集体游玩，参观杭州名胜古迹。

黎烈荣教授主讲的妇科疾病外治法及适应证研究深受与会者推崇，大家纷纷表示不虚此行。我认真聆听讲课，并细致地做了笔记。

妇科疾病外治法优势：①局部用药直达病所；②方法简便，价格低廉；③内服外治相结合，可提高疗效，缩短疗程。

一、外阴熏洗法

本法是先用中药蒸汽对患处施以熏蒸，温度适中时再浸泡的一种疗法。借助药液的温度促进局部血液循环，利于药物的渗透和吸收。每日1~2次，每次30分钟。

常用于治疗外阴炎、外阴瘙痒、外阴白色病变、外阴尖锐湿疣、外阴湿疹、阴道炎、子宫脱垂等。常用药物以清热解毒利湿为主，如蒲公英 30g、紫花地丁 30g、黄柏 15g、紫草 30g、连翘 30g、土茯苓 30g、枳壳 30g 等，用量均较大。

外阴瘙痒用白蒺藜、蝉蜕、地龙煎水熏洗。子宫脱垂用枳壳、金樱子煎水熏洗。

二、阴道冲洗法

用冲洗器将中药注入阴道，在清洗的同时，将药液直接作用于阴道内，每日 1~2 次，直至症状消失。治疗期间避免性生活，注意卫生，必要时夫妻同治。

常用于滴虫性或霉菌性阴道炎、宫颈炎等。滴虫生活于碱性环境，以乌梅煎水熏洗。霉菌生活于酸性环境，以苏打水、枯矾煎水冲洗。

常选用有清热解毒、燥湿杀虫功效的中药。如金银花、蒲公英、黄柏、连翘、苦参、蛇床子、土茯苓、乌梅、百部等。

三、保留灌肠法

每晚排空大便后，用导管或一次性输液管（拔掉针头），徐徐灌入温度适中的药液，保留 20~30 分钟，每日 1 次。灌肠药量约 250mL，也可保留一晚后再排出。

优点：药物是通过肠黏膜吸收而产生治疗作用，可避免药物消化道反应等，药物损耗小、吸收快、利用度高。常用于治疗盆腔炎、盆腔包块、输卵管阻塞、子宫内膜异位、陈旧性宫外孕、盆腔瘀血症等。

常选用有清热解毒，活血化瘀功效的中药。清热解毒如大血藤、败酱草、黄柏、金银花、紫花地丁等。活血化瘀如丹参、赤芍、当归、川芎、红花等。有癥块者加三棱、莪术。

四、宫腔注射法

将中药注射液注入宫腔内，治疗由宫颈粘连、输卵管阻塞造成的月经不调、不孕症等的一种方法。也用于输卵管吻合术（易得宫外孕，应活血化瘀），从月经干净的 3~7 天开始，隔日或 3 天 1 次，连用 3~5 次。

常用中药注射剂有当归注射液、丹参注射液等。

五、阴道、宫颈纳药法

将中药制成粉剂或栓剂、胶囊、膏剂、膜剂等，纳入阴道或附于宫颈的一种治疗方法。药物留置在阴道内，使局部药物浓度提高，直接作用于阴道及宫颈而发挥药效。用于治疗各种阴道炎、宫颈炎、尖锐湿疣等。

常用中药可选择清热解毒的蒲公英、黄柏、虎杖、紫草等，杀虫止痒的百部、苦参、蛇床子等，收敛止带的枯矾、芡实、白果等，收敛生肌的白及、黄芪、珍珠粉末等。中成药制剂有妇炎栓、宫糜灵等。

六、外敷热熨法

是将药物直接贴在患部，达到消炎、止痛、解毒、托脓生肌作用的一种方法。敷贴可延长药效，使作用持久，热熨药包可反复多次使用。

常用于妇科痛症，如痛经、盆腔炎腹痛、产后腹痛、产后外阴肿痛、妇产科术后腹痛、盆腔包块、急性乳腺炎、退乳、乳腺增生等。

中药敷贴多用行气活血、祛瘀消癥、通络止痛之药，佐以温经散寒或清热凉血之品并加工成细末，用时加水或醋调成糊状，贴于小腹或患部。或加工成粗粒，装入棉布袋封口成包，用时浸湿药包，隔水蒸至热透，趁热外敷患处，每日 2 次，每次 30 分钟，7~10 天为 1 个疗程。

七、药物离子导入

使用中药药液，借助药物离子导入仪电场的作用，将药物离子经皮肤或黏膜直接导入病变部位，并在局部保持较高浓度和较长作用时间，使药效得以充分发挥。用于治疗盆腔炎、盆腔包块、外阴炎和妇科手术后腹膜粘连等病。

八、其他

如穴位吸引法治疗妊娠恶阻、酒精灌耳治疗痛经、熏足治疗胎位不正（艾灸至阴）、口鼻吸入法治疗血晕、塞鼻法治疗乳痈、灼烙法治疗宫颈糜烂等，均有较好的临床效果。

2001 年 8 月 14 日上午 8 时，我们来到西子湖畔。杭州素以秀丽的西湖闻名于世。坐在游船上放眼望去，但见湖上游船往来穿梭，鱼儿自由游弋，一派恬静祥和的景象。不一会，游船来到三潭印月处，湖边却不见昔日的雷峰塔。导游告诉我们，政府可能会在一年后重修雷峰塔。

在中国民间，许仙与白娘子的爱情故事广为流传。金山寺的法海和尚，却硬是要拆散这对恩爱夫妻，最后将白娘子收入其钵中，镇压于西湖边雷峰塔下。致使儿时的我们都为白娘子鸣不平，也时常好奇问大人，白娘子是不是真的被镇压在雷峰塔下面？离船上岸，不远处便是岳王庙。岳飞是南宋抗击金兵的著名爱国将领，但被秦桧以"莫须有"的罪名诬陷致死。来到岳坟前，见到岳飞与他儿子岳云一大一小两座坟墓，心情立马沉重不已。*民族英雄岳飞的精神，代表着中华民族的浩然正气，激励着一代又一代中华儿女不畏艰难，奋勇前进。*

杭州学术交流会后，我感悟颇深：山外有山，人外有人。基层不少的个体医生、乡村医生有理想、有抱负、有技术、有特色。就我个人而言，也应该在自己专长的骨伤科、烧伤科、结石科、疼痛科方面投入更多时间精力，学习提升自己，从而有所作为，有所成就。

第十二章　行医路上多实践

杭州学术交流回来不久，县电视台李记者来卫生室采访了我。之后，《楚沩时空》栏目专题报道了我的事迹，主题是乡村医生钻研提升医疗技术，关爱帮助孤寡老人。

说实在的，作为一名基层乡村医生，要开展工作确实不容易。好多老人的子女都外出打工，要年底才能回家。子女不在身边的他们生病了，乡村医生要送医送药，上门输液，承担巨大医疗风险不说，医疗费用却要到年底才能结账。有的费用甚至几年也收不回来，最后不了了之。

作为乡村医生，无论什么疾病都是要接诊的。平时，只要从书上或者杂志上看到好的简便治病方剂，我便会摘抄记录下来，加以研究改良。

有一次，我在医学杂志上看到一个叫"阿矾石粉"治疗足癣的方子。配方为：阿司匹林30g、枯矾10g、炉甘石5g，研成粉剂，装密封瓶备用。用法：泡洗拭干患足后，用棉签涂药粉，趁潮湿扑撒患处。每日早、晚各1次，7天为1个疗程。用药期间改穿布鞋，厚密袜子。水疱型将水疱刺破。患部干燥，则洗脚后马上用药外涂。因枯矾含铝，长期使用不利于身体健康。我将配方改良，用阿龙石粉。配方为：阿司匹林30g、龙骨15g、炉甘石5g，研末瓶装备用，外撒患处。因龙骨有镇静安神吸湿等作用，故而效果更好。

河堤上的邻居丁师傅的岳母那时正住在丁师傅家，老人家老家是华容县的。年轻时便心灵手巧，聪明能干。曾经依靠一个甜酒曲手艺，在困难时期撑起一个大家庭。她见我们小两口对她很是关心，硬要将她制作甜酒曲的秘方工艺传授给我。她说她的甜酒曲的中药配方及制作简单明了，可以受用一辈子。

具体配方是：取农村野外干净的辣蓼草（红辣蓼）洗净晒干，去掉根部，切成小段后粉碎备用。早籼米 500g 用水淘洗干净后晒干，然后粉碎备用。甘草末 50g，超市买的甜酒曲 5 粒左右。

制作方法：取辣蓼草粉末 50g、甘草末 50g、早籼米粉末 500g 搅拌均匀，然后加适量水调和，做成约 60 粒药丸。把超市买的中药甜酒曲研末，将刚做好的药丸在甜酒曲末上翻滚一下，让药丸表面沾上甜酒曲末后，铺在干净的稻草上，外用稻草盖好使之发酵。或者放置于干净的大口瓶内密封，使它发酵。约 24 小时后，药丸表面会长出一些毛毛，毛毛越多越好。长出毛毛后，将药丸翻过来放置 1 天左右，然后取出，晒干后收藏即可。如果药丸表面没有长出毛毛，则不需翻动药丸。

记得当年内科实习期间，我发现自己偶有早搏现象，但做心电图检查却没发现异常。老师安慰说没事，是心理原因。并不频繁的早搏，却让我不安。我在《中医精方荟萃》中找到一个治疗心脏早搏的中药方：单味中药郁金研末，每日 5~10g，开水泡服。郁金味道不好，我喝 3 天后加了点甘草。连续服药不到 1 周，功能性早搏消失了，此后多年再也没有发生过。由此可见，老祖宗说的"单方一味气死名医"是有一定道理的。

对于患者来说，口腔溃疡不是大病，却是烦人又烦心的病。平均患病率约为 10%，一年发作好几次。发作时疼痛难忍，吃不了饭，喝不了水，甚至说不了话。口腔溃疡又名复发性口腔溃疡，中医学称"口疮"。中医辨证分型为：①脾胃积热型，方用清胃散；②心火上炎型，方用导赤散、泻心汤；③肝郁气滞型，方用丹栀逍遥丸；④阴虚火旺型，方用知柏地黄丸；⑤脾虚湿困型，方用七味白术散；⑥脾肾阳虚型，方用附桂八味丸。

现代医学研究认为，其主要病因为：①思虑过多、精神压力大、熬夜等致使人体免疫力低下；②人体缺乏 B 族维生素，特别是维生素 B_2，或缺乏微量元素锌；③生活饮食习惯所致。经常抽烟，喝酒，饮食重口味，吃辛辣刺激性食物或腊鱼腊肉等，损伤了口腔黏膜；④遗传因素。家庭有口腔溃疡病史的人，比别人更易患口腔溃疡；⑤其他不明原因。

镇上的刘老师患口腔溃疡很多年，开始时吃点维生素 B_2 片，不几天就康复了。但后来发作再吃维生素 B_2 片就没有效果了。后来吃过补锌颗粒，请好几个中医医生开过中药，总之好了又发，久治不愈。

因为口腔溃疡发作太频繁太难受，有位医生教给刘老师一个治疗口腔溃疡疼痛的外用配方：50% 葡萄糖注射液 10mL，2% 盐酸利多卡因注射液 5mL（1 支），地塞米松注射液 1mL（1 支），维生素 B_{12} 注射液 1mL（1 支）。上述药物混合装喷瓶内，疼痛时对着患处外喷 1~2 喷，有立竿见影的止痛效果（注：对利多卡因过敏者禁用）。尽管如此，依然断不了病根。

再后来，有个外地老中医告诉刘老师，口疮最主要病因还是"气血不足，气血亏虚"，要补气血。老中医教给她一个简单的方子，*大枣花生米粥（糖尿病患者慎用）：大枣 50g，红皮花生米 50g。加水煲汤内服，1 日 1 次，连服 1 个月*。刘老师坚持喝了 1 个多月的大枣花生米粥，慢慢发现口腔溃疡发作没有之前频繁，再后来竟然好几年都不再发作。

2004 年 2 月 19 日下午，我在卫生院值班，郑妈妈为儿子的血管神经性头痛的毛病特来向我咨询。小郑 16 岁，正在上高中。之前因为头痛在县级医院就诊，诊断为血管神经性头痛，服西药治疗效果不理想。在详细询问病情病史之后，我给小郑开了 5 服中药，组方：川芎 30g、白芷 15g、牛膝 15g、黄精 30g、黄芪 30g、丹参 15g、天麻 15g、生地 15g、枣皮 15g、酸枣仁 15g、远志 15g、甘草 10g。服药 5 服后，小郑在妈妈的带领下过来就诊，小郑自述头痛消失，做梦较前有好转，但依然做噩梦。嘱原方再服 5 服。共服 9 服中药后，小郑头痛完全消失，头发油脂明显减少，一身轻松，但仍旧做噩梦。继续给小郑开了 5 服中药，组方：川芎 30g、白芷 10g、牛膝 15g、当归 15g、天麻 10g、砂仁 10g、陈皮 6g、丹参 15g、酸枣仁 10g、夜交藤 15g、黄芪 30g、云苓 50g、麦冬 15g、甘草 10g。

上面的中药组方，我参考了《偏方治大病》中山西吕梁地区一位老中医的偏痛散，原方为：川芎 40g、柴胡 10g、香附 10g、牛膝 10g、白芥子 6g、白芷 6g、郁李仁 10g、白芍 10g、荆芥穗 12g、甘草 6g。本方川芎用量大，白芷用量小，川芎、白芷比例约为 6：1，川芎、牛膝比例为 4：1。此方贯通上下，调和升降，平肝清目，通经止痛。

偏痛散源于清孟文瑞《春脚集》中的散偏汤。散偏汤组方：川芎 30g、白芍 15g、白芷 10g、白芥子 10g、柴胡 10g、香附 10g、郁李仁 6g、生甘草 6g。水煎服，1 日 1 服。现代中医学研究发现，散偏汤对血管神经性头痛、偏头痛、眩晕、中风偏瘫等病症均有很好的治疗效果。

看来当医生的，不仅要向同行学习，向书本学习，也要向患者学习，多开展临床实践。

第十三章　三篇论文登书刊

临床工作之余，我看到所订报纸杂志上有基层医生发表的论文，于是我也学着写稿投稿。当时的想法很简单，那就是一项好的治疗技术或一个好的药方，一个医生学会并掌握了，可以帮助更多的患者。我有三篇稿件相继在《中国实用综合医学》《河南中医》《中国乡村医药》三处发表，下面是三篇稿件的详细内容。

一、蛤蟆鸡蛋方治疗小儿支气管哮喘体会

1. 治疗方法：

取大蛤蟆即中华大蟾蜍或黑眶蟾蜍 1 只，将其摔死后，用剪刀把腹部剪开，取无破损的新鲜鸡蛋一枚置于其腹内，用线缝合切口以防鸡蛋滑出，再用黄泥将蛤蟆包裹，置于火上烧烤。待黄泥变白裂开后，将鸡蛋取出，去壳吃蛋。每天吃 1 个，连用 5~7 天。病重者可酌情服用较长一段时间。

2. 治疗效果：

本组 5 例中完全治愈 3 例，追踪观察十余年无复发。显效 2 例，且该 2 例为兄妹，有哮喘家族史，经治疗，其哮喘症状较前明显减轻。

3. 治疗体会：

支气管哮喘为严重影响少儿身心健康的疾病。本方法取材容易，方法简单，费用低廉，实为治疗小儿支气管哮喘的理想方药。本方亦可用于成人支气管哮喘的治疗，但其疗效有待我们进一步研究和探讨。

因蛤蟆含毒性中药成分蟾酥，故捕捉时需保护好眼睛，以防蟾酥喷入眼内，造成眼睛红肿甚至失明。

载《中国实用综合医学》. 学苑出版社，2001 年 12 月。

由于小儿支气管哮喘和过敏性鼻炎可能同时存在，哮喘和鼻炎互为因果，属于同一气道疾病。1/3 的患儿是哮喘先发作，2/3 的患儿是鼻炎先发作。故本方法亦可考虑用于小儿过敏性鼻炎的治疗。

二、皮肤病外敷验方简介

笔者应用中药大黄、天仙子局部外敷，治疗急性淋巴结炎及病毒性皮肤病共 7 例，疗效较好，介绍如下。

1. 治疗方法

生大黄末 2 份，天仙子 1 份，混匀装瓶。用时将药末用冷开水调成糊状，平摊于敷料上（厚度为 3 mm），外贴患处，胶布固定。每日更换 1 次。若为病毒性皮肤病，则用针尖将疣面刺破，然后再外敷药膏。

2. 治疗效果

3 例急性淋巴结炎全部治愈，其中外敷 2 次治愈 2 例，外敷 3 次治愈 1 例。4 例病毒性皮肤病中，传染性软疣 2 例，寻常疣 1 例，尖锐湿疣 1 例。外敷 1 次治愈 1 例，外敷 2 次治愈 2 例，无效 1 例。

载《河南中医》2002 年第 2 期 。

天仙子为毒剧中药，仅供外用，严禁内服。医疗机构及药房应专人专柜上锁保管。

三、手法治疗锁骨骨折 37 例体会

锁骨骨折较常见，以青壮年居多，大多发生在锁骨中外 1/3 处。儿童多为无移位的青枝骨折。笔者经治锁骨骨折 37 例，均未合并血管、神经损伤，全部采用手法复位石膏绷带后 8 字形固定或仅患腕悬吊，效果较佳，兹介绍如下。

1.临床资料

1.1 一般资料 37 例中平地跌伤 20 例，车祸伤 17 例；左侧锁骨骨折 18 例，右侧 19 例；中外 1/3 处骨折 31 例，远端骨折 6 例；成人 34 例，儿童 3 例；有移位者 35 例，无移位者 2 例；完全对位者 4 例，对位 1/3 以上者 31 例；断端上下重叠 1~2 cm 者 2 例；年龄最大的 58 岁，最小的 6 岁。

1.2 治疗方法 患者坐位，双手叉腰，挺胸直背。助手站于患者后方，用膝顶住患者背部，同时双手分别置患者肩部，用力向上向后牵拉，纠正断端重叠。同时，术者一手按压骨折远端，另一手按压骨折近端，纠正断端前后移位。术后石膏绷带后 8 字形固定双肩 4~5 周。儿童无移位骨折，仅用纱布绷带颈腕悬吊 3 周。

1.3 治疗效果 本组 37 例随访最短 2 个月，最长 3 年，全部疗效优良，无骨折不愈合及局部功能受影响病例。

2.典型病例

唐某，女，56 岁。平地摔伤 10 天后就诊。X 线片示左锁骨中外 1/3 处粉碎性骨折，断端重叠 2 cm，给予手法复位后 8 字形石膏绷带外固定术，术后即出现腋下神经压迫症状。去除外固定，嘱患者挺胸直背，未手法复位骨折断端，即直接行石膏绷带后 8 字形固定双肩，之后拍片，X 线片示断端上下重叠 2 cm。嘱患者内服活血化瘀及和营续骨的中成药，2 个月后拍 X 线片，示有骨痂形成。随访 2 年无功能异常及其他不适。

3.临床体会

成人锁骨骨折后畸形明显，易确诊。但儿童锁骨骨折大多体征不明显，故应对患儿进行全身系统检查，以防漏诊。锁骨骨折手法复位很难达到解剖复位目的，但即使畸形愈合，亦不影响其功能，若无血管、神经及肺部合并损伤，锁骨骨折无手术治疗的必要。只要无断端分离，即使重叠，亦能完全愈合。该法既经济又减轻了患者痛苦，适合农村应用。但复位后应内服活血化瘀的中成药。并早期进行功能锻炼，老年患者尤应防止肩周炎的产生。

载《中国乡村医药》2004 年第 11 卷增刊。

第十四章　小儿损伤多防范

2015年3月2日下午，一对年轻小夫妻抱着一个哭闹不已的女婴前来就诊。他们家就住在我们集镇，女婴是他们的女儿，出生才40天。

患儿母亲说，当天下午2时许，她丈夫抱着孩子玩耍了约1个小时。她考虑到有较长时间没给小孩喂奶，便叫丈夫抱过来喂奶。丈夫把孩子递过来时，她却还没做好充分准备，又怕孩子掉到地上，慌乱中伸出双手来接小孩。没想到她的手正好碰到孩子下垂的右肘，同时听到好似骨骼发出的响声。之后孩子大哭了两个多小时，很少停下来。即便有时停下来，轻碰其右肘，小孩又开始哭闹。当时，她发现小孩左上肢活动良好，而右上肢却一动不动，故前来就诊。

孩子既往体健，足月出生。头颅形态大小正常，囟门2.5 cm × 2.5 cm。面部红润，无鼻翼煽动。双眼紧闭，耳部未见异常。口腔无异味，无溃疡，无发绀。颈软，气管居中。胸廓无畸形，双肺呼吸音清，无干、湿啰音。心前区无隆起，心率112次/分，律齐，无杂音。腹平软，肠鸣音正常。脊柱、左上肢及双下肢未见异常。右上肢不能主动活动，未见明显红肿及畸形，无假关节活动。轻触右肘和被动活动右上肢时患儿哭闹加重。

经仔细检查后，我做出临床诊断：右侧桡骨小头半脱位。我诊断的依据有两点：①明显外伤史；②临床患肢症状体征支持。我随即采用传统中医手法复位术，术中有右桡骨小头关节弹跳感。术后患儿不再哭闹，同时可主动活动患肢。术后追踪观察 1 周，未见异常。证实之前桡骨小头半脱位诊断正确，手法复位一次成功。

小儿桡骨小头半脱位，是小儿骨科常见且多发性疾病。一般好发于 2~4 岁年龄阶段。其致病原因常为成人牵拉患肢所致，又称牵拉肘。较多病例无明显牵拉伤，或者无明显外伤史。其临床症状不明显不典型，较大患儿自述患侧肩痛或者患侧腕部疼痛。较小患儿不能自述病史或受伤经过，致使临床医生对本病常会漏诊或者误诊。

下面是我用传统中医手法复位治疗小儿桡骨小头半脱位 198 例的观察总结。

摘要：观察小儿桡骨小头半脱位的受伤原因、临床反应以及鉴别诊断方法，传统中医手法复位治疗方法以及临床治疗效果等。

方法：我于 2000 年 1 月至 2015 年 6 月期间，共治疗小儿桡骨小头半脱位 198 例，均运用传统中医手法复位治疗，同时在手法复位术前未拍 X 片。

结果：本组 198 例临床病例中，一次性治愈患儿 195 例，经 2 次手法复位治愈 1 例，同时有 2 例合并尺骨青枝骨折。

结论：传统中医手法复位治疗小儿桡骨小头半脱位，具有康复快、费用低、操作简单等特点。但对于经中医手法复位后患儿患肘仍疼痛、肿胀并有功能障碍者，应考虑合并肘部骨折的可能，需要拍摄 X 线片以排除合并其他骨折。

关键词：中医、手法复位、小儿、桡骨小头半脱位。

一、临床资料

1. 一般资料

我收治的小儿桡骨小头半脱位患儿共计 198 例，其中男性患儿 112 例，女性患儿 86 例。

有明显牵拉跌仆外伤史者 163 例，不明原因者 35 例。首次脱位者 165 例，再次脱位者 33 例。左侧脱位者 91 例，右侧脱位者 107 例。合并尺骨青枝骨折者 2 例。年龄最大者 7 岁，最小者仅出生 40 天。

2. 复位方法

以右侧桡骨小头半脱位为例。嘱家属抱患儿坐板凳上，患儿面对术者。助手双手握住患儿上臂，术者则以左手大拇指按压于患儿右侧桡骨小头外前侧处。右手握住患儿腕部，做对抗牵引 1 分钟左右；同时内外旋转患儿前臂并屈肘，可听到或者感觉到桡骨小头关节弹跳感，提示复位成功。术后患儿即能上举或旋转患肢。术后患肘屈曲，纱布绷带固定，三角巾悬吊 3 天即可。

3. 治疗结果

本组 198 例病例中，一次性复位成功者 195 例，经 2 次复位成功者 1 例，桡骨小头半脱位合并尺骨青枝骨折者 2 例（实为孟氏骨折）。治愈后追踪 3 个月，有 1 例复发病例，经再次复位并外固定 3 天，痊愈后未再复发。

有个别幼儿第一次脱位复位后，因为不配合，才一天便去除了外固定。所以提醒家长，一定要坚持监督患儿，保持外固定 3 天至 1 周，以防再次脱位。

二、讨论总结

小儿桡骨小头半脱位多发生在 2~4 岁，因为在此年龄阶段幼儿的肘关节韧带、关节囊和肌肉均较松弛，桡骨小头也尚未发育成熟。

当肘关节突然受到牵拉时，肘关节腔内的负压将关节囊和环状韧带吸入肱桡关节间隙，环状韧带可向上越过尚未发育成熟的桡骨小头，嵌入肱骨小头和桡骨小头之间，阻碍了桡骨小头回复原位。

由于幼儿被家长牵手时牵拉过猛，加之幼儿体重的反牵拉引力，可导致桡骨小头半脱位，故也称为"牵拉肘"。

小儿桡骨小头半脱位后患儿哭闹不宁，患肢不敢活动，多由健侧上肢托扶患肢或下垂患肢。由于疼痛患肢不敢旋后而处于旋前位，肘关节不能伸屈，桡骨小头处有明显压痛。但 X 线片可显示正常。牵拉肘系肘受牵拉所致，常发生于家长牵着幼儿走路时，在其跌倒瞬间猛向上牵其胳膊，或穿衣时用力拉其手，或手提其双腕悬空摆动戏耍所致。

解剖学研究证明，不同年龄幼儿桡骨小头的直径均大于桡骨颈的30%~60%。5岁以下幼儿环状韧带前下方的附着点较薄弱。桡骨头关节面的平面略向后方远端倾斜，与桡骨干的纵轴不完全垂直，且略呈椭圆形，在其旋后位的矢状径较长。

在极度旋前位，桡骨小头略离开尺骨的桡骨切迹。当大人握住幼儿手于前臂旋前位用力向上牵拉时，环状韧带容易向桡骨小头前外侧的近端滑移，其薄弱附着点易被横行撕裂，桡骨头前方即在环状韧带前下方脱出，形成半脱位。

即使环状韧带未被撕裂，亦可向外后方移位，使桡骨小头自其前下方滑出，嵌入肱桡间隙。在鉴别诊断方面，要将桡骨小头脱位与桡骨小头半脱位区别开来。主要有以下一些鉴别要点。

（1）桡骨小头半脱位常见于2~4岁幼儿，因桡骨头尚未发育完全，环状韧带较松弛，当强力牵拉时，易发生脱位。桡骨头被拉至漏斗环状韧带的远侧，有时部分韧带嵌于肱桡关节之间。

（2）常有提拉幼儿手臂上楼梯或走路的受伤史。

（3）半脱位时幼儿哭闹，肘部疼痛，肘部半屈曲，前臂中度旋前，不敢旋后和屈肘，不肯举起和活动患肢，桡骨头部位压痛，X线检查示阴性。

（4）复位时不用麻醉，先将前臂旋后，伸肘稍加牵引，拇指压肘前桡骨小头处，屈曲肘关节，必要时前后旋转前臂，可感觉到复位的响声，复位后肘部及前臂可活动自如。

家属仅感患儿患肢不能活动或活动患肘时患儿哭闹加剧，或患儿自诉手腕部疼痛或肩部疼痛，而肘部无明显肿胀畸形。幼儿桡骨小头半脱位因X线片大多不能显示出来，故而我们在临床治疗上是直接行手法复位。

术后患肘屈曲，纱布绷带外固定3天即可。经传统中医手法复位后患儿即能上举上旋患肢。个别患者肘部肿胀，经复位后患肢功能仍有活动受限且疼痛时，需拍肘部X线片，以排除肘部骨折。

本组中有2例患儿经复位后仍不敢活动患肢，并且有局部肿胀压痛。经拍肘部X线片后，提示合并有尺骨青枝骨折即幼儿孟氏骨折。故而临床应引起重视，防止误诊或漏诊。

临床中应与之鉴别诊断的病症主要为以下几类。

(1) 孟氏骨折。即尺骨上端骨折合并桡骨小头半脱位。此型骨折一般为青枝型无移位骨折，预后良好。

(2) 肱骨髁上骨折。无移位青枝型骨折临床症状较轻。有移位骨折临床症状较重，一般患肘肿胀明显，并且局部畸形。

(3) 肘关节脱位。临床症状重，局部肿胀畸形明显。

(4) 尺桡骨上端骨折。双骨折一般临床症状重，局部肿胀明显。单一无移位骨折症状轻。

(5) 锁骨骨折。无移位青枝骨折更容易漏诊。有移位或者成角畸形者临床症状重，且肩部常向患侧倾斜。

典型病例：某男，4 岁。玩耍时不慎致右肘受伤，伤后因疼痛、不能活动就诊。检查后考虑右桡骨小头半脱位，行手法复位。复位过程中听到关节弹响声，复位后局部疼痛消失，患肢上举旋转等活动自如。证实之前诊断正确。3 个月后，小孩在外地玩耍时不慎又致左上肢不能活动，因距我处 100 多千米，于是在当地拍 X 线片，未见明显异常。小孩父亲电话咨询我，根据病史我提醒他，虽然 X 线片未见明显异常，仍然要考虑左桡骨小头半脱位，因为我们曾经治疗过许多类似病例。于是小孩父亲从外地开车赶回。经认真检查后，我给小孩行桡骨小头复位术，术中听到关节弹响声，术后小孩患肢上举、旋转功能自如，证实之前的诊断正确。曲肘纱布绷带 8 字形固定 5 天。半年后，该小孩又发生过一次桡骨小头半脱位。

特别提醒：非专业医生不要自行给小孩复位。

第十五章　我和列缺穴的故事

2015 年农历正月，伯父因外伤后不能下地，且小便经常不能自控而尿床。我建议给伯父插导尿管，以减轻伯母护理工作量，伯母最终同意了。至于插导尿管，对于我这个从事过多年骨外科工作的临床医生来说，是一件相当简单的事情。我消毒、戴手套、涂石蜡油，麻利地将导尿管从尿道外口插入。然而导尿管在插入约 18 cm 后居然插不进去了。

我想，这大概是伯父年龄比较大，有前列腺增生症的原因。我努力了好几分钟，导尿管依然寸步难进，倒是我自己出了一身汗。这该怎么办啊？我犯难了。

突然一个灵感闪过，我想到了一个穴位——列缺。列缺穴属于手太阴肺经络穴，始载于《灵枢·经脉第十》："手太阴之别，名曰列缺。"又载于马丹阳天星十二穴，四总穴，八脉交会穴，位于我们的手腕部。当我们五指用力叉开时，沿大拇指背侧直上，可以看到一个明显凹陷的地方。沿凹陷直上 2 cm 左右，有一个明显凸起的骨头处，那就是列缺穴。列缺穴临床主治感冒、头痛、项痛、咽喉痛等病症。列缺可针，可灸，可刮痧，可刺血拔罐。

我取下手套，在伯父一侧的列缺扎了一针。列缺就在皮下，很表浅。虽然列缺属于四总穴之一，但我从来没有看重过它，不就是那骨头凸起的地方一块皮嘛，疗效能好到哪里去？我之前一直这样认为。扎上银针后，我让妹夫使劲捻针强刺激，我则重新插导尿管。妹夫在我的指导下捻针约1分钟的样子，引流袋流出了尿液。导尿管顺利地插入膀胱，插管成功。我这才感受到列缺穴的神奇，长长地舒了一口气。

针灸列缺有如此效果，这是我之前没想到的。从西医角度来说，应该是强刺激列缺后，尿道内口括约肌及前列腺腺体的肌肉组织得到放松，从而利于导尿管进入膀胱。从中医脏腑别通理论来说，肺与膀胱、脾与小肠、心与胆、肾与三焦、肝与大肠、心包与胃互相别通。在脏腑别通的基础上，可以互相治疗相通脏腑的疾病。因肺与膀胱别通，肺主利气，膀胱能行水。取肺经穴位治疗膀胱经病患，有提壶揭盖之意，故针肺经列缺可治尿频、尿急、尿痛、多尿、无尿等。有了这次经历之后，我对列缺刮目相看，并把它记录下来，牢记于心。

关于列缺，还有另一个故事。2015年7月的一天晚饭时分，本镇的张师傅骑摩托车来就诊，下车后即对我说："我结石又发作了，卡在尿道，肚子胀得要死，尿不出尿来！"

我让他到诊室躺下，给他仔细检查，发现原来是急性尿潴留。什么是尿潴留？其实就是尿憋在膀胱里，想尿却尿不出来。张师傅之前有泌尿系统结石病病史，曾吃我开的中药后经常有小结石排出。他这种情况，显然是有结石堵在尿道内口，从而导致急性尿潴留。

我立马给他插上导尿管。然而，导尿管插入约18 cm后，怎么也插不进去了。不一会，我就满头大汗，坚持忙活了一阵，还是没有效果。我想到上次伯父那个病例，看来又得使用之前那个办法了，那就是针灸扎列缺。我取掉手套，在张师傅一侧的列缺扎上一针，并让助手在我插管的同时使劲捻针强刺激。约摸两分钟功夫，引流袋里流出尿液，我插管成功，助手也出了一身大汗。大家终于松了一口气，张师傅更是感激不尽，嘴里不停地说着谢谢！

假如插管不成功，张师傅得打车去县医院，花费大不说，不知道得经受多少痛苦。我太清楚西医那些年的做法了，以前是用一根铜导管从尿道外口插入，将卡住的石头推入膀胱。要么就直接手术，将膀胱切开，然后取出卡在尿道内口的结石。针灸列缺穴对治疗前列腺增生、尿潴留效果如此好，除此之外，它还对哪些疾病有治疗效果呢？

①头面五官病症，如感冒引起的头痛、眩晕、腮腺炎、鼻炎、鼻出血、咽喉异感症等；②泌尿生殖系统病症，如遗尿、遗精、不射精、痛经等（原理：董氏奇穴的手部对应会阴）；③其他病症，如呃逆、落枕、肩周炎、乳腺炎、戒烟等。

神秘穴位列缺，始载于2000多年前的《灵枢》。又被1700多年前的先祖皇甫谧收载于医著《针灸甲乙经》。800多年前，又被马丹阳收载于马丹阳天星十二穴。600多年前，被明朝朱权收载于《乾坤生意》，归纳为四总穴之一。今天，我们拨开层层迷雾，竟然发现列缺穴有如此众多而又神奇的功效，不得不惊叹先祖的聪明睿智，思想超越千年时空。其临床重要性不言而喻，果然名不虚传。

典型病例：某男，53岁，既往有糖尿病病史。自述近几日喝酒后，出现龟头部明显瘙痒不适。给针刺列缺穴，运针不到1分钟，瘙痒不适明显减轻。留针30分钟后拔针，瘙痒不适基本消失。嘱每日自己按摩列缺穴2次，每次数分钟。

第十六章　我和太溪穴的故事

　　我认识罗老师有很多年。第一次见到罗老师，是缘于他的老表。罗老师为人豪爽，喜欢交朋友。爱唱歌，爱钓鱼，爱美酒。罗老师因为背部手术拆线后没几天去钓鱼，不小心伤口拉开了。经他老表介绍，我给他重新缝合，并敷上Ⅲ号长皮膏，不久便完全康复。罗老师很是高兴。

　　2016年8月20日清晨，我刚醒来，一阵急促的手机铃声响起。我接通手机，一个洪亮而急促的声音传来："喻医师，我是罗老师，我结石痛死哒。昨天在县医院住院，没止住痛。现在开车来你那里，你要在家啊。我开车歇气3次了。"挂断手机，我马上做好准备，等待罗老师到来。大约过了20分钟，一辆小轿车开了过来，还没见人下车，呻吟声倒先传了过来，我知道是罗老师到了。

　　罗老师说，这次是左输尿管上段结石引发的肾绞痛。对于泌尿系统结石引起的肾绞痛，我们主要采取中医办法，扎针、刺血拔罐，然后内服排石中药，一般效果都很好。

　　我让罗老师俯卧位躺在床上，在他健侧肾俞穴处用刺血笔配23号采血针头点刺5下，然后用空气罐拔罐。我用这方法治疗肾绞痛相当灵验，疼痛大多几分钟就缓解，或者消失。然而治疗好一会，罗老师疼痛不但没有减轻，反倒好像更痛了。这该怎么办？我有些犯难了。

　　猛然间，我想到一个穴位：肾经原穴太溪。我赶忙让罗老师仰卧躺着，并告诉他，我要在他右侧脚踝部太溪穴扎上一针。扎针后会出现酸、麻、胀、痛、重或者触电样感觉。罗老师一直在呻吟着，好像没有认真听我和他说话。

"哎哟！"罗老师突然大叫了一声。

"不痛了啊！"罗老师接着说。

这太溪穴上的一针，如触电一样的针感，仅几秒钟时间，就止住了罗老师的肾绞痛。罗老师开始埋怨起我来，说为什么不早些扎这个太溪穴。

"肾绞痛消失不痛了，并不等于病就好了。结石不痛了，还得马上认真喝中药。我们用的是超微中药，可化石排石，健脾补肾，泡水当茶喝，喝咖啡一样的感觉。"我笑着对罗老师说。

我给罗老师开了15天的超微中药，让他泡水当茶喝。后来罗老师在经历几次较轻疼痛后，排出了一枚红枣核样大小的结石，并成功减肥15 kg。他以前体重100 kg，结石排出了还减肥15 kg，罗老师非常高兴。

太溪穴这么神奇，我们来看看它的位置在哪里。太溪穴属于足少阴肾经输穴、原穴。始载于《灵枢·本输第二》，位于内踝高点与跟腱后缘连线的中点凹陷处。按西医解剖学观点，此处有胫后动脉、静脉，分布有小腿内侧皮神经，胫神经经过该处。太溪穴可扎针、可艾灸、可按摩。

主治：①头痛、目眩、失眠、健忘、遗精、阳痿等肾虚证。②咽喉肿痛、齿痛、耳鸣、耳聋等阴虚性五官病症。③咳嗽、气喘、咯血、胸痛等肺部疾患。④消渴、小便频数、便秘。⑤月经不调、腰背痛、下肢厥冷等。

太溪穴除了对肾绞痛有神奇疗效，是否在其他方面还有特效呢？对太溪穴应用发挥得淋漓尽致的，要数当代针灸大师张士杰。

张士杰，人称张太溪，出生于1931年，北京人，国家级名老中医。因创造了独特的太溪穴针灸术而得名。他从常年的行医过程中了解到疾病千变万化，错综复杂，常会涉及多个脏器，牵涉到多条经络。如果逐一取穴，面面俱到，往往顾此失彼，不但难以取得理想疗效，还会给患者带来不必要的痛苦。

人的肾脏中藏有元阴和元阳，是生长发育的根本，五脏六腑、四肢百骸皆根于肾。肾之既病，百病皆生。这些中医理论提醒了张士杰。他结合自己的临床经验，大胆选取肾经原穴太溪穴为突破点，经过多年反复实践，终于取得显著成效。

张老仅用太溪穴或佐以少数其他穴位，就可以治疗失眠、神经性厌食、类风湿性关节炎、痛风、偏头痛、面肌痉挛、膈肌痉挛、甲状腺功能亢进、三叉神经痛、支气管哮喘、神经性耳聋等一百多种疾病。他先后发表论文数十篇，如《援物比类应用太溪》《浅谈肾原太溪》《浅谈腕骨和昆仑》《针灸取穴贵在精少》等。他的专著有《古法针刺举隅》《古法针刺灵方治验》。张老还擅长针灸兼通方脉，结合临床经验，提出了许多独特的学术思想。

中医针灸有临床医学不具备的很多特点。比如临床中，对于带状疱疹后遗症引起的肋间神经痛，我们取至阳穴或局部阿是穴刺血拔罐，有立竿见影的止痛效果。对于因扁桃体炎引起咽喉疼痛的小孩，我们就用一根银针，在一个后溪穴针刺提插，不到 1 分钟，疼痛明显减轻或者消失。痔疮疼痛出血或者肛周脓肿患者，就一个承山穴刺血拔罐，或者孔最穴刺血拔罐，就有立竿见影的效果。

古人云："书犹药也，善读之可以医愚。"一本好书，就是一位良师益友。好书源于前辈们数十年甚至一辈子的心血结晶。愿朋友们都能从中受益，并青出于蓝而胜于蓝。

第十七章　醒脑开窍真神效

　　2015 年 1 月 13 日，我开车到本县欧先生家出诊。欧先生 50 岁。因急性脑梗死致右侧肢体偏瘫，于县人民医院住院治疗 22 天后出院。出院情况：血压 150/80mmHg。心率 72 次 / 分。言语欠清，无明显口眼㖞斜。右上肢肌力 1 级，右下肢肌力 0 级。右足明显内翻畸形。右侧肢体肌肉松弛。

　　在和欧先生及他的爱人、亲属充分交流沟通后，我给欧先生制定了初步治疗方案：内服补阳还五汤，1 日 1 服。给针刺治疗：健侧（左侧）率谷、内关、合谷透劳宫、曲池、太冲透涌泉、商丘透丘墟、三阴交透悬钟、阳陵泉、足三里。留针后行弹拨，使内关、太冲、三阴交触电感出现 3 次。1 日 1 次，10 天为 1 个疗程。

　　针刺 2 次后，右上肢肌力恢复到 2 级，右下肢肌力恢复到 1 级。继续针刺健侧，针刺 6 次后，右上肢肌力恢复到 3 级，右下肢肌力恢复到 2 级。第 7 次针灸时结合李柏松前辈对应针法开督脉，火针点刺听宫、风池、百会、列缺。针刺健侧率谷、内关、合谷透劳宫、曲池、太冲透涌泉、商丘透丘墟、太溪透昆仑、阳陵泉、足三里。针刺第 8 次后，右上肢肌力恢复到 4 级，右下肢肌力恢复到 3 级。右下肢可以抬高 50 ㎝。针刺 10 次后休息两天，再进行第二疗程针刺。

　　第 2 个疗程针刺健侧。率谷、内关、合谷透劳宫、曲池、太溪透昆仑、太冲透涌泉、商丘透丘墟、三阴交透悬钟、阳陵泉、足三里。两个疗程间火针间断点刺两次。舌下金津、玉液点刺放血 2 次。针灸 20 次后情况：右上肢肌力恢复到 5 级，右下肢肌力恢复到 4 级。可不依赖他人自行上下楼梯，言语较前清晰。唯一感到不适的是，右足踝轻度内翻不适。针刺 20 次后，休息两天，再进行针灸治疗。

针刺 21 次后，患者自行在野外平地行走 0.5 km，基本不用扶拐。近 20 天，每日有右下肢阵发性痉挛发生，每日 10 次左右，局部按摩后即缓解。继续针刺健侧穴位，嘱家属帮忙艾灸百会、中脘、神阙、气海、关元。偶尔配合扎患侧内关、太冲透涌泉，间断金津、玉液点刺放血 2 次。患者述艾灸后睡眠好，现阴茎偶可勃起。

第 26 次针刺起，加扎健侧丘墟透照海，述针刺后右足落空感消失。针刺患侧太冲透涌泉、三阴交透悬钟、阴陵泉透阳陵泉。金津、玉液点刺放血，放血后自觉舌头灵活。最后 3 次都针刺患侧穴位，内关、合谷透劳宫、曲池、太溪透昆仑、太冲透涌泉、丘墟透照海、三阴交透悬钟、阴陵泉透阳陵泉、足三里。艾灸百会、中脘、神阙、气海、关元，以及健侧合谷、曲池、阳陵泉、足三里、三阴交、太溪、太冲。

连续针刺治疗 30 次后患肢情况：右上肢肌力 5 级，右下肢肌力 4 级，右足轻度内翻畸形，可不扶拐室外行走 1 km 以上，同时性功能完全恢复。嘱其加强功能锻炼，自行艾灸百会、中脘、神阙、气海、关元，以及患侧合谷、曲池、阳陵泉、足三里、三阴交、太溪、太冲。

3 个月后复诊：患侧肢体肌力完全恢复，右踝轻度内翻，之前白发大部分转黑。继续针灸，结合患足气端放血，患侧丘墟透照海治疗 10 次，内翻及灵活度又有好转。

总结：本例患者治疗特点：针灸健侧取穴，阴经取穴，阳经取穴，任脉艾灸，金津、玉液点刺放血。针刺健侧是受《黄帝内经》之《素问·阴阳应象大论篇第五》"故善用针者，从阴引阳，从阳引阴，以右治左，以左治右"及《灵枢·终始第九》"病在上者，下取之；病在下者，高取之；病在头者，取之足"思想影响。因是健侧取穴，太强刺激患者受不了，故而针刺时针感不要太强。刚开始没有刺丘墟透照海，是因那时我的透针技术还没有过关，经常透不过去。由于在北京见识了贺氏丘墟透照海透针技术，我后来给他扎患侧丘墟透照海，因为疼痛刺激感没有健侧强，所以患者较配合，我慢慢地也就熟练了这项技术。

丘墟透照海如何才能轻松做到呢？①先定好丘墟准确位置。取足外踝前缘垂直线与下缘水平线的交点，即为丘墟进针点。②定好照海穴准确位置。照海在内踝尖直下，内踝下缘 0.4 寸处为出针点部。

③下肢平放，足部保持内翻，局部 75% 乙醇消毒后取 0.35 mm ×75 mm 毫针由丘墟穴外上方斜向照海穴的内下方进针，角度约 75 度，一般即可轻松透穴成功。如透刺过程中遇到较大阻力，一般为进针方向角度有误，应将针适当退出，并改变进针角度。透针时不要完全穿透照海侧皮肤。

丘墟透照海

在给欧先生进行针灸治疗的前 30 次中，都没有针刺十宣、气端或对十宣、气端进行点刺放血。早期也没有针刺百会。事后我认为，如果当时加以针刺百会、十宣、气端，或者加以患侧十宣、气端间断点刺放血，早期健侧丘墟透照海，治疗效果可能会更好。患者白发转黑，考虑为艾灸百会、中脘、神阙、关元、太溪、太冲的效果。

中风之后，患者阴茎不能勃起。在针灸治疗的同时，艾灸中脘、神阙、气海、关元，后恢复勃起及性功能。我认为，最主要是关元穴的功效作用。

在临床工作中，我曾遇两例典型病例。一男性，70 岁，因前列腺增生，小便淋漓不净行针刺治疗，给针太溪、太冲、三阴交、气海、关元，扎针关元后，针感传达到阴茎部。连针 5 天，自述出现晨勃现象，而这之前已有多年没出现过。

另一男性，65 岁，因腰痛行针灸治疗，针合谷、手三里、曲池、气海、关元。述针数次后出现晨勃现象，后恢复已中断十余年的性生活。

"醒脑开窍"针法，为著名中医针灸专家、国医大师石学敏前辈所创。该疗法立法新颖，配方严谨，有严格的量化指标，临床疗效卓越，已在国内外得到广泛推广应用。

"醒脑开窍"针法在选穴上，以阴经和督脉穴位为主，健侧与患侧穴位同时选用，主要选用患侧穴位，强调针刺手法量学规范。在立法、治则和针刺手法上，改变了历代治疗中风以阳经穴为主、阴经穴为辅的治疗方法。规范操作由3部分组成：①若干特定腧穴的有序组合，形成严格处方；②特定的手法量学标准；③处方的规范化加减。

主方1（大醒脑），主穴：双侧内关、人中、患侧三阴交。副穴：患侧极泉、患侧尺泽、患侧委中。配穴：吞咽障碍者，加风池、翳风、完骨；手指握固不力者，加合谷；语言不利者，加廉泉，金津、玉液放血；足内翻者，加丘墟透照海。

主方2（小醒脑），主穴：双侧内关、上星、百会、印堂、患侧三阴交。副穴及配穴同主方1。

1. 操作方法

主方1：先针双内关，直刺0.5~1寸，采用捻转提插相结合的泻法。施手法1分钟。继而针刺人中，向上斜刺0.3~0.5寸，用重雀啄手法，致眼球湿润或流泪为度。再刺三阴交，沿胫骨内侧缘与皮肤呈45度斜刺，进针1~1.5寸，用提插手法，使患侧下肢抽动3次为度。

主方2：先刺印堂，刺入皮下后使针直立，采用轻雀啄手法（泻法），以流眼泪或眼球湿润为度。继之3寸毫针从上星刺向百会穴，重手法行针1分钟。极泉直刺1~1.5寸，提插手法，以上肢抽动3次为度。刺尺泽穴，屈肘120度，直刺，提插手法，使前臂手足抽动3次为度。刺委中穴，仰卧直腿抬高取穴，直刺1寸，提插泻法，使下肢抽动3次为度。

"醒脑开窍"针法要求先针刺内关，再针刺督脉穴位人中、印堂等，这样可以增强心肌收缩力，增大心输出量及冠脉血流量，为心脑提供充足的血流灌注及营养。故先针刺内关，再取人中、印堂等有其内在规律，针刺次序不可错置。

2. 注意事项

临床应用"醒脑开窍"针刺法应注意几个方面问题。①尽早应用。

无论出血性中风还是缺血性中风，在急性期针刺，疗效优于在恢复期针刺，且越早应用疗效越好。②刺激量应视病情灵活掌握。针刺三阴交、极泉、尺泽、委中等穴时，如肢体肌力 0~3 级者，可使其抽动 3 次；如肢体肌力 3 级以上者，可适当减少抽动次数。③留针情况。针刺操作实施手法后，要求患者立即活动患肢。④恢复期肢体强直，多针刺阴经穴位三阴交、极泉、尺泽。如使用阳明经穴位，手法要轻。后遗症期一般有不同程度的肢体功能萎缩，宜配合传统阳明经治疗以补益气血；或患侧阳明经艾灸，以促进肌力功能恢复。

第十八章　清华向我招招手

2016 年 10 月，我与宁乡陈医生、安化黄医生等一行四人，有幸来到清华大学参观学习。这是我因为学习第三次来到北京。我庆幸自己出生在这个伟大的时代，感恩邓小平同志的改革开放。同时也要感谢这个互联网时代的网上购物平台，使我在家就可以轻松自由地选购我所需要的、喜欢的各类医学书籍。

这些年，我通过平台所购专业书籍有 400 多本，其中针灸类书籍 200 多本。我从书本上认识了更多的近现代针灸大师、针灸老师。有些独特的针法，我就是通过看书，然后从自己身上体验，从患者身上总结出效果来的。

如针刺健侧手三里治疗急性腰扭伤，往往一针见效。少商、商阳、大椎点刺放血治疗小儿高热，一次康复。中冲点刺放血治疗口舌生疮疼痛及心情烦闷，一次见效。针刺健侧养老透间使治疗腕部扭伤，手不能拧毛巾及足踝部扭伤，也是一针见效。

中国民间针法有 100 多种，到底要怎样选择学习针灸，才能拨开针灸的层层迷雾，学习到高效安全且简单明了，又长盛不衰的针灸呢？这次有幸到清华参观学习，我希望自己再一次得到提升。

2016 年 10 月 18 日清晨，在牡丹宾馆早餐后，我们乘坐清华校车来到清华大学。未进校园，我心中便激动不已。曾经那个心驰神往的地方，今天终于可以一睹芳容。

清华校训：自强不息，厚德载物。

校车进了清华校园，那些骑单车的学子及大量停放整齐的单车，便是校园最靓丽的一道风景线。我们先在清华园旧址处合影，然后步行到社会科学院 5 号楼参加开学典礼。简短的开学典礼结束后，北京东直门医院李多多教授为我们讲授宫廷推拿术及中医外治法。

李多多老师是北京中医药大学东直门医院推拿疼痛科副主任医师。擅长用手法和中医外治法治疗疼痛类疾病。李教授年轻有为，技术娴熟。他讲课生动风趣，动作优美，深受学员喜爱。他先给我们讲解了推拿手法，接着讲解贴敷治疗癌性疼痛临证精华。

癌性疼痛是恶性肿瘤患者最常见和最难以忍受的症状，疼痛主要是肿瘤局部浸润，或沿血管、淋巴管扩散或转移，引起区域神经受累或转移所致。其疼痛顽固持续且逐渐加剧，患者痛苦异常。癌痛得不到充分治疗和护理属于普遍现象，而合理的疼痛治疗及护理，能有效缓解患者的痛苦。西药止痛药物在临床上对中重度癌症有较好的疗效，却存在药物不良反应、耐药、戒断和成瘾等诸多问题。

癌性疼痛贴敷，是临床使用最多的癌症中医外治法，一般是将药物制成传统的黑膏药，熬成浓浸膏，制成水煎液或将药物研成细粉，加适量的基质制成。常用基质有米酒、醋、松节油、鸡蛋清、蜂蜜或水等。药物组成核心：①以活血化瘀、温经散寒、行气止痛中药为主；②抗癌药；③芳香开窍、辛温走窜的引经药（包括虫类药，毒剧药）。

治疗原理：中医学认为癌性疼痛的产生由瘀血、痰凝、气滞和癌毒搏结于络脉所引起，以标实为主，以络脉不通为特点。经络之病，常以外治法奏效，采用局部用药直达病所。局部外敷，可达到通络止痛目的。故中医外治采用温阳散寒、解毒散结、通络止痛的方法，使经络得以温通，从而使疼痛局部气滞、瘀血、痰凝得以化解，通则不痛。癌症为邪毒结于体内而成，故常用有毒之品的性峻力猛以攻邪，即"以毒攻毒"，此法是癌症治疗的根本大法。

有毒药物外用，既可避免内服药对肝肾功能的损伤，又可达到治疗目的。常用治癌外用有毒中药有蟾酥、马钱子等。蟾酥的80%乙醇提取物有表面麻醉作用，能起到止痛作用。且研究证实含有蟾酥毒素的中药制剂对肝癌、肺癌、胃癌、食管癌、直肠癌、白血病等恶性肿瘤均有明显的抑制作用。现代药理研究证实，马钱子生物碱为其主要镇痛成分，尤其对局部浅表型且相对固定的疼痛效果较好。

白矾、雄黄：矿石类有诱导肿瘤细胞凋亡，促进肿瘤细胞成熟分化，抑制肿瘤细胞核酸的合成及直接杀瘤等抗肿瘤作用。

生川乌、生草乌、生天南星、生半夏：药理学主要有效成分为二萜类生物碱，能刺激局部皮肤，使皮肤黏膜感觉神经末梢呈兴奋现象，产生瘙痒与灼热感，继之麻醉，失去知觉，从而产生止痛作用。

全蝎、蜈蚣：全蝎广泛应用于各种原发性肿瘤、转移性肿瘤及肿瘤所致疼痛的治疗，蝎毒是抗肿瘤的主要成分。蜈蚣素能使肿瘤细胞坏死、消失，从而发挥抗癌作用。

三棱、莪术：为破血行气之常用药对，二药相须为用，可破血祛瘀，行气消积，止痛之力更强。

乳香、没药：具有良好的抗肿瘤、镇痛、消炎及抗氧化作用。

重要的单味抗癌中药有山慈姑、白花蛇舌草、重楼。可口服，可外用。

山慈姑：现代药理研究证实，山慈姑对人体结肠癌、肝癌、胃癌、肺癌、乳腺癌和卵巢癌细胞表现出非选择性中等强度的细胞毒活性，对肿瘤细胞有直接杀伤作用。

白花蛇舌草：多用于抗肿瘤及提高免疫力等治疗。临床中配伍莪术、重楼、半枝莲治疗恶性肿瘤。药理学研究证实，该药有增强免疫力，干扰肿瘤细胞能量代谢，诱导肿瘤细胞凋亡功能。

重楼（蚤休，七叶一枝花）：该药含多种抗癌成分，主要活性成分重楼皂苷可阻断急性吗啡镇痛耐受的形成，有较好的免疫调节及镇痛作用。

中午，我们在清华食堂吃自助餐。清华食堂就餐的人特别多，菜系也特别丰富，同时花费不多就可以吃得很好。清华学子真是太幸福了！下午，北京市中医药管理局赵玉海处长给我们讲解中医药政策法规。北京东直门医院陈红教授给我们讲授小儿推拿。

10月19日上午，在社会科学院5号楼，我们听清华田彩凤教授讲解清华历史。田老已七十多岁，仍然坚持站着讲课。她讲课声情并茂，十分感人。可见清华精神已深入其骨髓。

下午，庞博教授给我们讲解中西结合治疗心脑血管疾病知识。庞博老师是博士后，已精读中医经典专籍3000多册，其治学精神深深感染着我们。老师学贯中西，融会古今，其技术既站在西医世界前沿，也站在中医世界制高点。庞博老师给中医人推荐了以下书籍：《祝谌予经验集》、《朱良春杂病廉验特色发挥》、《古今药方纵横》、《医学衷中参西录》、《八法效方举隅》、《重订通俗伤寒论》、《中华药海》、《实用中医内科学》《老子》、《素问》、《灵枢》、《神农本草经》、《增广伤寒卒病论》、《难经》《温病条辨》、《名医类案》、《明清十八家名医医案》、《施今墨临床经验集》、《岳美中全集》、《读书析疑与临证得失》、《干祖望医话》、《腧穴学》（杨甲三）、《伤寒论》、《金匮要略》（中医药学高等级丛书），1990年前的医案、医论、医话。

20日上午，北京东直门医院孙鲁英教授给我们讲授基层常见药物的合理应用，之后是结业典礼及合影留念。清华学习虽然短暂，却收获颇丰，我最大的收获感悟是：

> 天行健，君子以自强不息；
> 地势坤，君子以厚德载物。

特别说明：文中蟾酥、马钱子、生川乌、生草乌、生南星、生半夏均为毒剧中药，医疗机构及药房均应专人专柜规范保管，外贴标签明示。同时，白矾、雄黄、全蝎、蜈蚣也有一定毒性，加工过程中应认真细心，不能马虎大意。

第十九章　医海遨游不懈怠

2017 年 3 月 6 日 15:12 分，微信群里一位年轻妈妈发出求助："打扰了，哪位大师支个招吧！三岁小女孩误吞一个五分硬币。"同时附有一张 X 线图片，图片上可看到硬币白色影像。

其实这样的病例我从来没有治疗过。我秉着医者仁心，快速给出我在温州记录的方法："黑木耳 1 次 2 两（100g）切细，加蜂蜜半斤（250g）拌匀，1 小时后吃木耳，喝蜂蜜，半小时后拉肚子！此为成人量，小孩可适量。"

年轻妈妈："马上试用。"

邓医生："韭菜切成长段咽之，一般可下，试用过 2 例，均可，自己酌情考虑使用。"

（次日 8:10 分）年轻妈妈："昨晚就大便了。"

我回复："排了几次？"

年轻妈妈："我带她尽早再去拍个片。"

年轻妈妈："两次。"

我回复："昨晚吃了韭菜还是木耳？"

年轻妈妈："木耳韭菜都吃了。"

年轻妈妈："就是小孩子很难吃下去东西。"

我回复："吃了多久后开始第一次排便？"

年轻妈妈："一个小时就排便。"

我回复："到时候群里反馈一下情况！大家可以讨论一下！"

年轻妈妈："好！"

（次日 14:58 分）年轻妈妈："喻医师，那枚硬币今天拉出来了。事实证明，群里的建议确实有效。"

我回复："那就好！衷心为你们高兴！家长省了钱，小孩不受罪！"

年轻妈妈："是的，悬着的心终于放下来了。"

我用游标卡尺测量了一下，5 分硬币直径有 23.8 mm，2 分硬币直径也有 20.8 mm。3 岁小女孩通过服食黑木耳、韭菜的方法，顺利地将误吞的 5 分硬币从体内排了出来，真的很庆幸。如果要通过手术取出，小女孩一生的健康就很难保证。

作为医生，我们的工作烦琐而又光荣。从医路上，我们会遇到很多从来没有治疗过的疾病，或者从来没有听说过的疾病。这个时候，我们要多思考。这样的病例治疗好了以后要做笔记，要勤做总结反思，以利于后学

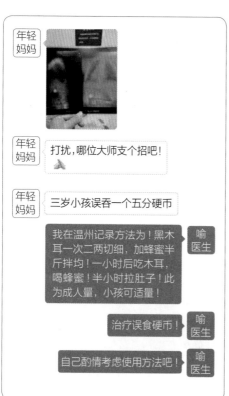

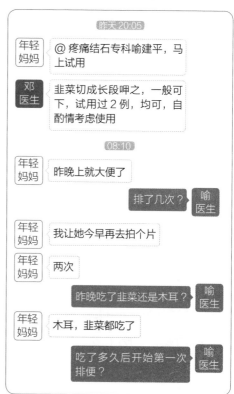

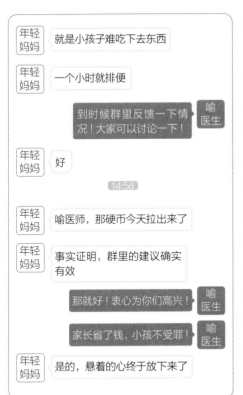

年轻妈妈	就是小孩子难吃下去东西
年轻妈妈	一个小时就排便
喻医生	到时候群里反馈一下情况！大家可以讨论一下！
年轻妈妈	好

14:58

年轻妈妈	喻医师，那硬币今天拉出来了
年轻妈妈	事实证明，群里的建议确实有效
喻医生	那就好！衷心为你们高兴！
喻医生	家长省了钱，小孩不受罪！
年轻妈妈	是的，悬着的心终于放下来了

之辈学习借鉴。

典型病例 1：1988 年夏天，某男，40 岁，因头部等处外伤，在县级医院门诊留观室留观 10 天后，因病情稳定无异常，当天下午要求出院。主治医生是我师傅，因太忙没有时间办理出院手续，建议继续留观一晚，次日上午办理出院手续。当天晚上我们门诊值班，患者突发剧烈头痛，呕吐。考虑颅内出血。于是超声检查，确诊颅内出血，于手术室紧急行开颅手术，术后恢复好，无后遗症。

典型病例 2：某女，47 岁，就诊时间 2017 年 4 月 4 日。自述 40 岁时因宫外孕破裂行手术一次。45 岁时因不再有例假而行手术取出宫内节育器。之后因出现呕吐、腹胀等症状到县内省内多家医院就诊，诊断为"胆囊炎""胃炎"，经服药等治疗效果不明显。治疗后期因腹胀难受而每天跳绳两个小时，以求缓解腹胀。因朋友提醒而怀疑是否为宫内妊娠，最后医院就诊确诊：宫内妊娠 7 个月。于 2016 年 7 月剖宫产下一男婴。

典型病例 3：黄女士，65 岁。因反复脐周疼痛，每年发作 3~5 次而在当地及县、市、省级等多家医院多次治疗，持续 10 年一直查不出病因。2017 年因腹痛再次入住某三级医院治疗，依然找不出腹痛原因。住院期间因明显身黄、目黄而再次排查肝胆疾患，最后确诊为胆总管结石而行胆总管切开取石术。术后 3 年来，一直未再出现过脐周疼痛。

典型病例 4：某男，26 岁。就诊日期：2017 年 8 月 29 日凌晨 2 时。右肩外伤，疼痛 1 小时入院。

1 小时前与人打架时不小心致右肩损伤，伤后疼痛，患肢不能活动。

既往于10年前有肩关节脱位病史，当时我用足蹬法复位，一个人一次成功复位。

体格检查：体格健壮，右肩空虚，腋下可摸到肱骨头。杜加征阳性。

诊断：右肩关节脱位

复位经过：患者仰卧于治疗台上。一助手置巾单从患者腋下穿过，立于患者头右侧。另一助手也置巾单从患者腋下穿过，后面穿过，立于患者左侧。术者右脚置患者右腋下，双手握患者右腕部，三个方向同时用力，做对抗牵引3分钟左右。复位失败。

嘱三个方向各加一人，六个人三个方向同时用力做对抗牵引。同时术者方向边牵引边内外旋转患肢，听到骨骼复位声，提示复位成功，同时患侧方肩消失。

由此可见，肩关节复位可以一人足蹬法复位，也可以3人复位，必要时需6人复位。对于年轻且体格健壮的患者，一人足蹬法复位往往力度不够。复位后患肢纱布绷带悬吊4周，内服活血化瘀止痛中成药。针灸治疗方法同肩周炎。

我的感悟：对于医生来说，有一个非常敏感的话题，那就是医患关系，医疗纠纷。临床中，对于疑难疾病、复杂病症，我们应与患者或其直系亲属充分交流沟通，让他们对病情有详细的了解，对治疗效果、治疗结果有正确的认知。在疾病诊治过程中，我们要更多关心关爱患者，但绝对不能说"没事""包好"之类的话语。因为病情是变化的，甚至是瞬息万变。我们要未雨绸缪，防患于未然。

作为医生，无论多么勤奋学习，我们所具备的医学知识和未知领域相比较，前者也不过沧海之一粟。

其实古人的不少名言都是先人智慧的结晶，富含深刻哲理。古人云："病从口入，祸从口出。"区区几个字，道出了我们身体健康，和谐处世的真谛。告诫我们，疾病是因饮食不洁、饮食不节引起的。灾祸都是由说人闲话，语言不当引起的。

改革开放四十年，人民生活水平得到极大提高。但现代不良生活饮食习惯改变了人类胃肠道几万年来形成的稳定的生态环境。毋庸置疑，我们现在很多疾病都与饮食不当密切相关。高盐饮食导致高血压；食入海鲜啤酒过多，导致痛风；食入肉类糖类过多，导致肥胖症、胆石症；摄入碳酸饮料、高糖食品过多，导致儿童肥胖、早熟，等等。社会的高速发展使现代人生活压力增大，故而精神情志方面的疾病亦将更多发生。医生在临床诊疗工作中，应高度重视患者精神情志因素，重视"治神"。同时要重视饮食因素，调理好脾胃，保养好脾阳肾阳。

古人云："秀才学医，笼中捉鸡。"我认为，随着人们生活条件的改善，文化水平的提高，国家高等教育的普及，未来会有越来越多的人自学中医。或源于中医情结爱好，或源于自身或家人疾病困扰。然中医博大精深，我们应在系统学习中医基础理论后，有选择性地确定好学习中医的某一个方向，或者某几类疾病，重视民间偏方、单方、经验方。而不应贪大而全，大而全是难以学出成效的。

中医药学是一座伟大的宝库，是一座取之不尽、用之不竭的金山，值得每一个中医人及中医药爱好者为之奋斗一生。

第二十章　中西结合治鼻炎

2020 年 7 月 9 日，67 岁的肖女士来我处就诊。只见她左手拿着一包纸巾，右手用纸捏住鼻子，擤着鼻涕。一见我就说："喻医师，你快给我治治，这清鼻涕流个不停，一天到晚做不了别的事！"肖女士曾在县级医院诊断为过敏性鼻炎，但治疗效果不理想，经人介绍过来找我扎针。

我询问病情后，给肖女士做了基本检查。肖女士有轻度先天性脊柱侧弯畸形。同时她右侧耳聋、耳鸣十余年，左侧听力下降数年。长达一年时间晨起后不自主地流清涕，伴鼻塞。

我随即给她制定了治疗方案。在下关深刺，用 0.35 mm × 60 mm 毫针向对侧瞳子髎方向斜刺，刺入 52~55 mm。她瞬间出现鼻腔从上往下的通畅感，鼻塞症状马上明显减轻。随后快速出针，局部按压 1 分钟。同时针刺印堂，神庭透上星。再用手全息针法，针刺内关、三叉一穴、鱼际、灵骨、三间，并留针 30 分钟。

治疗一次后复查，肖女士说之前是不自主流清涕，流涕后自己才知道。针刺一次后，她能感觉到要流鼻涕了，且流清涕时间明显缩短，流涕量明显减少。针刺 7 次后，她双侧听力较前均有明显好转，晨起偶尔会出现流清涕现象。

下关深刺刺激蝶腭神经节，是由首都医科大学附属北京同仁医院耳鼻喉科李新吾主任医师首创于 20 世纪 60 年代。一般 1 次见效或者有特效。

针刺蝶腭神经节对治疗鼻病的有效率为：慢性鼻炎90%、过敏性鼻炎70.4%、鼻窦炎52.4%。同时对治疗嗅觉失灵、面肌痉挛、面神经麻痹、神经性耳聋耳鸣、三叉神经痛、近视、干眼症、迎风流泪、上牙痛等病症也有很好效果。成人针刺深度50~60 mm，一般为52~55 mm。操作方法：局部常规消毒，0.35 mm×60 mm毫针，下关自颧弓下缘与咬肌前缘交界处向内向后上方快速进针，针刺角度朝对侧瞳子髎方

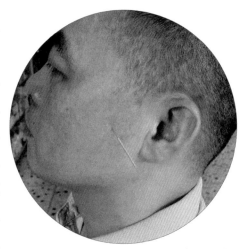

◆下关深刺治疗鼻病、眼病、耳病及上牙痛。0.35×60毫米毫针向对侧瞳子髎方向刺入52~55毫米。鼻腔瞬间出现触电样通畅感。

向。达蝶腭神经节，患者可有瞬间放电及齿痛感，或鼻内有喷水样通畅感，一般不留针。下关出针要快，出针后即用消毒干棉球压迫数分钟，以免形成皮下血肿。1天1次，10次为1个疗程。

近些年来，无论儿童还是成人，国内过敏性鼻炎发病率呈明显增高趋势。过敏性鼻炎并非单纯的鼻黏膜局部的炎性改变，而是系统性炎症反应在鼻部的表现。是指突然发生和反复发作的喷嚏、鼻痒、流清涕、鼻塞为特点的鼻病，可常年发生或呈季节性。北方主要为花粉过敏所致，南方主要为尘螨过敏所致。鼻黏膜反应性增高是其主要特征，可引起各种并发症。国内目前患病率约为11%，欧洲国家约为20%。部分患者为颈椎病引起的颈椎1~4椎小关节紊乱所致。由花粉过敏引起的过敏性鼻炎，多发生于每年的4~9月，称为季节性过敏性鼻炎。

过敏性鼻炎中医学称为"鼻鼽"。《素问》指出，"五气所病，心为噫，肺为咳，肝为语，脾为吞，肾为欠、为嚏""正气存内，邪不可干""邪之所奏，其气必虚"。意思是说打喷嚏和打哈欠，从中医来讲是肾的问题，但主要与肺、脾、肾三脏有关。过敏性鼻炎喷嚏连连，经久不愈，同时伴有疲乏无力、腰膝酸软或疼痛，面色无华，怕冷，手足不温，流清鼻涕，

流眼泪等。这种经久不愈的喷嚏是因为肾气虚弱，卫气不能固护肌表，抵抗外邪的能力下降。肾气的虚弱是抵抗能力下降的根源。

过敏性鼻炎患者的治疗，单纯抗过敏是不够的，因为抗过敏是治标，是抑制人体的反应，使人体不出现过敏症状，并没有提高人体免疫力。提高人体免疫力必须从补肾入手，从而使肾气充盛，卫气从源头上得到补充。也有学者认为，过敏性鼻炎是人体免疫系统免疫功能紊乱所致。

一、过敏性鼻炎的西医治疗

①急性发作期，0.9% 专用生理盐水洗鼻，水温 30℃。②内服抗组胺药、抗白三烯药，如氯雷他定、西替利嗪、孟鲁斯特等。合并鼻窦炎流脓性鼻涕者，内服适量抗生素。③适当补充肠道益生菌，可以提升过敏性鼻炎的临床治疗效果。④鼻用激素如丙酸倍氯米松鼻气雾剂、曲安奈德鼻喷雾剂等，能较快控制症状；但停药后易复发。重症者，应使用 1 个月或 6 个月以上。⑤ M 胆碱能受体拮抗剂苯环喹溴铵鼻喷雾剂。可通过抑制胆碱能神经介导的腺体分泌和炎症反应，改善过敏性鼻炎的流涕、鼻塞、鼻痒和喷嚏症状。⑥手术治疗。目的是通过去除部分下鼻甲组织，达到改善鼻塞症状的目的。手术可以降低过敏性鼻炎的敏感度，却不能彻底消除过敏性鼻炎。

二、过敏性鼻炎的中医药治疗

内服中药可以提高机体正气，改善患者过敏体质，是真正的治本之法。经内服中药，部分患者的症状能完全消失或明显减轻，持续时间为几个月到几年。中医治疗过敏性鼻炎的主要特点就是辨证施治。患者体质不同，所以用药也有所不同，在治疗效果上就有保证。

国医大师王琦教授归纳的中医九种体质

平和体质（健康，占 32.14%）

气虚体质（乏力，占 13.42%）

阳虚体质（怕冷，占 9.04%）

阴虚体质（口干，占 8.27%）

痰湿体质（肥胖，占 7.32%）

气郁体质（叹气，占 7.66%）

湿热体质（长痘，占 9.08%）

血瘀体质（长斑，占 8.10%）

特禀体质（过敏，占 4.97%）

过敏性鼻炎以风寒兼气虚者居多，多见于特禀体质、气虚体质、阳虚体质、湿热体质及脾胃功能欠佳脾阳虚的中青年，常突然反复发作。检查常见鼻黏膜淡或苍白水肿，有大量清水鼻涕，鼻通气差。

中医治疗过敏性鼻炎时，因为疗程比较漫长，所以患者一定要坚持用药，不能半途而废。生活中尽量远离能引起过敏的环境或者食物，防止加重病情。主症：鼻塞、鼻痒、喷嚏，流水样鼻涕。

1. 肺气虚寒型。方药：温肺止流汤、小青龙汤、桂枝汤加玉屏风散。

2. 肺脾虚弱型。方药：补中益气汤。

3. 肾阳亏虚型。方药：金匮肾气丸、麻黄附子细辛汤、附桂八味丸。

4. 气虚血瘀型。方药：黄芪桂枝五物汤、通窍活血汤。

5. 外寒内热型。方药：麻杏石甘汤、清肺脱敏汤、辛夷清肺汤。

6. 肺经伏热型。本证型临床少见。方药：辛夷清肺饮。

三、过敏性鼻炎的艾灸治疗

过敏性鼻炎大多是人体正气不足，体质虚寒所致。而艾灸具有温阳益气、疏通经络等作用。故治疗过敏性鼻炎在使用其他方法的同时结合艾灸，疗效会更好。艾灸一般近端取印堂、迎香、风池等，远端取合谷、太渊、孔最、足三里、三阴交、太溪、肺俞、脾俞、肾俞等。

四、鼻腔外用药膏治疗

对于过敏性鼻炎鼻腔干燥者，结合鼻腔药膏外用治疗，疗效更佳。可鼻腔外用金霉素眼膏，或者红霉素软膏，或者马应龙痔疮膏等。刺激性小，患者耐受性好。

五、过敏性鼻炎的针灸治疗

手全息针法：内关、三叉一穴、灵骨、三间、鱼际、后溪。足全息针法：太溪、太冲、公孙、太白、然谷、束骨。一般取风池、迎香、印堂、神庭透上星、合谷、列缺、孔最、足三里、太溪、太冲、肺俞、脾俞、肾俞。或者下关单穴深刺。

六、过敏性鼻炎的穴位埋线疗法

主穴：迎香、神庭透上星、肺俞、膻中、合谷。

配穴：大椎、至阳、脾俞、肾俞、鱼际、孔最、曲池、足三里等。

每次 3~5 个穴位，15~30 天埋线一次。也可以行蝶腭神经节埋线术，效果很好；但操作有一定难度。

七、民间单方验方

如蚂蚁粉泡水内服，蟾衣泡水内服，露蜂房水煎内服，蜂巢蜜嚼食等。这些方法均应分开单独使用，同时有引起过敏反应的可能，应注意防范。

总结：过敏性鼻炎与家族遗传、生活饮食习惯及居住环境等密切相关。过敏性鼻炎经久不愈，可导致慢性鼻窦炎。经久不愈的慢性鼻窦炎，也可并发过敏性鼻炎。过敏性鼻炎患者，应养成良好的生活饮食习惯，加强体育锻炼，每周至少出汗 3 次。远离过敏源，定期清洗鼻腔，中西医结合抗炎抗过敏等治疗。

重症者，下关深刺或使用鼻用激素鼻喷雾剂，效果理想。平时要正确养阳补阳，不食生冷寒凉食物，如海鲜、牛奶、碳酸饮料、冷饮。不喝酒，不吹冷空调，尽量少输液。多吃含粗纤维的蔬菜，如韭菜、萝卜、大蒜、花菜、葱、红薯、玉米等。多晒太阳，做艾灸，喝姜茶。不熬夜，按时作息。居住的室内定期除尘除螨通风，喷洒白醋。避开油烟、油漆环境，户外空气不好或晨起外出时戴口罩。不养猫、狗及鹦鹉等小动物。小儿过敏性鼻炎患者多摸背，按摩风池、身柱、肺俞等。

成人如爬楼梯不再感觉乏力，手脚不再冰凉，肠胃功能恢复，过敏性鼻炎也就基本康复。

典型病例：徐先生，男，50 岁。感冒后鼻塞、头痛 30 年，伴间断脓性鼻涕 10 年。频繁喷嚏、清涕或脓性涕 5 年，有鼻炎家族史。

30 年前，徐先生感冒后即出现明显鼻塞、头痛，持续时间 1~3 天，每年发作 1~2 次，县级医院诊断为鼻炎。给麻黄素滴鼻液、薄荷油滴鼻液、链霉素滴鼻液滴鼻治疗，有明显效果。近 10 年来感冒后鼻塞症状较前加重，额部或双侧颞部头痛明显，偶有白色或者黄色脓性鼻涕。近 5 年来出现晨起后即喷嚏不断，之后大量清鼻涕。偶有黄色或者白色脓性鼻涕。喷嚏每天 10 次左右，每次 1~9 个，严重影响工作。基层医院诊断为：1. 慢性鼻窦炎；2. 鼻中隔轻度偏曲；3. 过敏性鼻炎。给内服抗生素及中成药千柏鼻炎片、防风通圣丸、苍耳子鼻炎滴丸、金匮肾气丸、玉屏风散加麻黄附子细辛汤、蚂蚁粉等间断治疗 3 年，手足冰凉有好转，但依然频繁打喷嚏。

2018 年 10 月，徐先生到县中医院专家门诊就诊。给中药 7 服水煎服，处方为：黄芪 30g、党参 25g、荆芥 10g、诃子 10g、甘草 5g、鱼脑石 10g、桔梗 10g、当归 10g、丹参 25g、防风 10g、白术 15g、桂枝 10g、白附子 8g（先煎）、细辛 5g，1 日 1 服。盐酸左西替利嗪片 1 盒，1 日 1 次，1 次 1 片。丙酸倍氯米松鼻气雾剂 1 盒，喷鼻用。用药 1 周，效果很好，有时一天都不打喷嚏，有时一天 1~3 次，每次 1~5 个。症状较之前减轻 80%。持续用药两周，维持效果较满意。

之后逐渐减药或停药，打喷嚏次数又有增多。使用曲安奈德鼻喷雾剂后，喷嚏次数减少，症状减轻。症状严重时结合艾灸迎香、印堂，鼻塞及不适症状明显减轻。间断治疗 1 年，一次喝葡萄酒后喷嚏症状又加重，每日喷嚏 3~5 次，每次 1~5 个，可擤出较多清涕及少量脓性涕，故而到我处就诊。

患者血压 110 / 70mmHg，心率 72 次 / 分，律齐，无杂音，血糖 5.1mmol/L，脉细弱，舌苔白腻，手足冰凉，肠胃功能差，为典型阳虚体质。间断内服附子理中丸、金匮肾气丸 3 个月，曲安奈德鼻喷雾剂每日喷鼻 1 次，口服西替利嗪片，深刺下关，效果不理想。

2020 年 5 月，患者既想体验埋线的效果，又怕疼痛，怕埋线后反应大。于是用 8 号埋线针行三间、鱼际两穴埋线一次，埋线后 22 小时没有出现打喷嚏症状。之后又出现打喷嚏症状，只是每日喷嚏次数较前减少。结合专用洗鼻盐水洗鼻，内服西替利嗪片、苍耳子鼻炎滴丸，曲安奈德鼻喷雾剂喷鼻，喷嚏次数明显减少。每日喷嚏 0~3 次，每次 1~3 个，维持较满意效果 1 个月。之后减药直至停药，喷嚏症状又较严重。

总结：该患者阳虚体质，慢性鼻窦炎合并鼻中隔偏曲，过敏性鼻炎，病情复杂，完全康复仍需一段较长时间。后续治疗方案：①加强锻炼，预防感冒。按时洗鼻，每日或隔日 1 次。②调理脾胃，服用附子理中丸。③温补肾阳，服用金匮肾气丸。④塞鼻药外用通窍排毒。⑤鼻用激素喷鼻。⑥内服抗过敏药如西替利嗪片等。⑦必要时手术治疗。

第二十一章　胆石症的防治

2018 年 8 月 24 日下午 5 时，有人加我微信，连续好几次请求通过。通过好友之后，对方马上发来语音告诉我，她是我们镇上的秋香，现在在外地。头天晚上突发"胃痛"，吃药后有缓解。当天上午又出现胃痛，到当地人民医院就诊，做了心电图及血常规等检查，没有发现异常。在医院检查时不痛了，刚回到家又出现疼痛。之前每年发作 1~2 次，压力大及劳累时易发，首次疼痛发作是在 7 年前。平时无口苦。

秋香当年 39 岁，体格偏肥胖。我告诉她，根据她提供的情况，高度怀疑是由胆囊炎、胆结石引起的胆绞痛。建议 B 超或者 CT 检查确诊。然而，这次聊天后，秋香好几个月都没有消息。

再次收到秋香的微信消息是 2018 年 11 月 7 日上午。秋香发来一个在当地人民医院行 CT 检查报告单，请求我帮忙看看。CT 检查报告显示：肝脏大小形态正常，实质内未见异常密度影，肝内外胆管未见扩张。胆囊体积增大，边缘模糊，囊内似可见小片状稍高密度影。初步诊断：考虑胆囊结石伴胆囊炎，建议结合超声检查以确诊。

我告诉秋香，她是胆囊泥沙样结石合并胆囊炎，可以通过内服中药治疗。然而秋香向来娇气，喝不下中药。2019 年 10 月，秋香在当地人民医院住院行胆囊摘除手术，之后回家休养。回家后第二天，因听到姐姐患乳腺癌的不好消息，晚上突发剧烈"胆绞痛"，从而请我出诊。

胆囊都割掉了，怎么还会出现胆绞痛呢？我也有些疑惑。

我给秋香做了简单检查：腹软，剑突下轻压痛。我告诉秋香，这个剧烈疼痛可能是胆囊残存部分痉挛收缩所致，更大可能是肝内泥沙样小结石所致。不管怎样，先扎针止痛，然后还是要认真喝中药，秋香一个劲地说好。

于是，我在秋香右侧胆囊穴扎上一根 3 寸的银针，提插捻转强刺激，不到 1 分钟，秋香疼痛缓解很多。我再在胆囊穴上方阳陵泉穴扎上一根 3 寸的银针，同样提插捻转强刺激，不到两分钟，秋香"胆绞痛"完全消失。

胆囊炎胆石症属于中医"胁痛""黄疸"范畴。辨证分型主要为肝郁气滞型及肝胆湿热型（恶寒发热）。肝郁气滞型，方用柴胡疏肝散。肝胆湿热型，方用大柴胡汤。

另有肝阴不足型，方用一贯煎。瘀血阻滞型，方用旋覆花汤。热毒内蕴型，方用大承气汤合茵陈蒿汤。

胆囊炎胆石症又称胆石病，我们习称胆石症。胆石症包括胆囊结石、胆囊管结石、肝内胆管结石、左右肝管结石、肝总管结石、胆总管结石等。

我国目前正常人群中，胆石症患病率约 10%，尤以 40 岁左右、肥胖女性多见。女性患者如果胸窝下疼痛多年，且当"胃痛"治疗效果不理想，又从未在县级或以上医院做过肝胆 B 超检查者，应高度怀疑胆石症。

门诊病例中，如果有肥胖女性患者就诊，且有高热、黄疸症状出现，首先应高度怀疑胆囊炎、胆石症合并胆道感染。胆石症发作时，可继发胆道阻塞、感染、败血症、急性胰腺炎、休克等，可危及生命，故而应高度重视，必要时应及时送上级医院就诊治疗。

那么，人为什么会得胆石症呢？现代医学研究认为，主要原因为以下几点。

1. 家族遗传。现代医学调研发现，胆石症有明显的家族遗传倾向，尤其是肥胖体质的女性。

2. 生活饮食习惯。平常不吃早餐，喜吃高胆固醇、高脂肪食物者，爱吃夜宵者，易得胆石症。

3. 体内激素失衡。尤以围绝经期女性且爱发脾气者多见。

4. 习惯性便秘。便秘者肠蠕动减慢，从而导致肝胆排泄受阻，引起胆汁瘀积形成结石。

5. 机体肝脏、胆囊排泄功能较弱，不能将肝脏、胆囊内代谢产物及时排出，从而在肝胆内瘀积，形成肝胆结石。

6. 目前未知的其他原因。

胆石症患者应该从哪些方面加以防范呢？

1. 应养成按时吃早餐，不吃夜宵，不吃含高胆固醇、高脂肪食物的习惯。

2. 有胆石症病史者，即使无任何反应，也应每年定期 B 超检查 1 次，预防为主。

3. 食疗方面，平常多吃黑木耳、核桃、苹果等。核桃以每天 3~5 个为宜，吃多了易上火。还可喝柠檬茶，喝柠檬茶后应及时漱口，防止对牙齿的腐蚀。

胆石症患者该如何正确治疗呢？

1. 无症状及轻微症状的胆石症患者，如只感觉进餐后饱胀、消化不良，内服溶石排石中药效果很好。不少女性患者反映，喝排石中药还有明显减肥效果。

2. 胆石症患者急性发作胆绞痛，血压正常无发热者。经胆俞穴刺血拔罐，针刺阳陵泉、胆囊穴、丘墟透照海，或八字治疗法对应点点刺，疼痛一般能马上缓解，再结合内服排石中药即可。如果胆石症经上述方法治疗无效或效果不理想，或者伴高热黄疸等，则应及时到县级或以上医院就诊治疗，不建议在诊所留观输液。

3. 胆石症患者年龄较大，每年发作 2 次以上且每次症状都严重者，如身体情况好，建议微创手术治疗。年龄比较小的青少年及中年患者，能不做手术的，尽量不做手术。

人体的任何器官都有它存在的理由。就如我们的扁桃体、胆囊、阑尾都有免疫功能，不要想割就割。曾有几个胆结石患者嫌吃中药麻烦，心想做手术割掉胆囊病就好了。没想到手术后免疫力差，经常感冒，不是这里痛就是那里不舒服，反倒后悔不该割掉胆囊。

为什么胆石症患者割掉胆囊还会有结石疼痛呢？胆石症患者行胆囊切

除术后，如不内服排石中药，一般 10~15 年肝内完全瘀堵。但是，90% 以上的患者不知道真相，80% 以上的医生没有引起重视。所有胆结石、肝胆管结石都来源于肝内。就如同黄河的水含泥沙重，不在甲地瘀积，就会在乙地瘀积。肝胆长结石，主要是我们的肝脏、胆囊排泄功能变差。

内服排石中药的作用，就是改善肝脏、胆囊收缩排泄的功能，及时排除瘀积的泥沙样小结石等。就如我们给黄河清淤的同时，在黄河上游植树造林，以防治水土流失。

总之，胆石症的中医药治疗重在一个"通"字。胆石症患者即使手术治疗切除了胆囊，如不及时内服排石中药，清除肝内泥沙样小结石，很快就会复发。这点大家要切记。

怎样一周排出胆结石

如何做到在一周内排出胆结石，这有三个前提条件。①患者身体体质要较好，年龄不能太大。②排石前及排石的同时内服化石排石中药，排石成功率会更高，效果会更好。③排石前做肝胆彩色 B 超检查。肝脏内泥沙样小结石、胆囊泥沙样小结石、胆总管内较小结石行排石治疗效果好。肝脏内结石尽量小于 8 mm × 4 mm，胆囊内结石尽量小于 6 mm × 4 mm，胆总管结石尽量小于 15 mm × 10 mm，做一周排石治疗效果好。

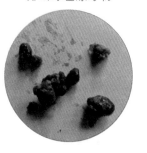

◆一周排石疗法
排出绿色漂浮物

民间及网上有很多种排石方法，20 世纪 70 年代曾有"总攻疗法"。我结合自己多年临床实践经验，总结出一个安全、简单、实用的方法，具体细节如下。

1. 星期一到星期五每天吃 4~6 个苹果，最少 3 个。其他饮食正常，以素食为主，同时喝利胆排石中药。

2. 星期六不再喝中药，早餐后停止饮食。饥饿耐受差者可吃清淡素食午餐。晚上 6 点、8 点各饮硫酸镁溶液 250mL（5g 硫酸镁粉剂兑温开水 250mL 溶解），或泻叶水 200~250mL（泻叶水的制作：泻叶 20~30g，开水冲泡后焖 10 分钟即可。平时大便 1 日 1 次或 1 次以上，不便秘者，泻叶用量 20g。大便数日一次者，泻叶用量 30g，或加生大黄 10~15g）。晚上 10 点喝柠檬橄榄油［柠檬橄榄油制作方法：2 个柠檬榨汁与 3 两（150g）橄榄油混合均匀后一次性饮用。万一吃不下，1 个柠檬榨汁加 3 两（150g）橄榄油混合一次性饮用。无橄榄油时，可用葵花籽油或葡萄籽油代替］。然后静卧，平卧。不久肚子就会有些痛，跟拉肚子的痛差不多。

如果结石较多较大，且患者身体素质较好，星期天早上先喝硫酸镁溶液 250mL 或泻叶水 200~250mL。1 小时后，再喝柠檬橄榄油 1 次。星期天中午开始恢复饮食。奇迹一般发生在星期六下半夜和星期天的早上，大便中可排出多量绿色可漂浮物体。该漂浮物体可能为柠檬汁与橄榄油经过人体肠道后的形成物，也可能为柠檬汁与橄榄油与人体内胆固醇形成的结合物。

一个疗程后，患者大多感觉身体轻松。之前饱胀感明显减轻或者消失，之前口苦症状明显减轻或者消失。可根据患者排石情况及体质、个人意愿决定是否继续下一个一周排石治疗，一般间隔 1 周进行 1 次。

如果医院彩超检查提示肝胆管结石，说明结石量较多。1 次排石不能完全排除，要多次才能完全排除干净。苹果含多种维生素及矿物质、粗纤维等，可以软化结石，促进肠蠕动；橄榄油等是为了刺激肝胆分泌胆汁的时候把软化的结石带出肝胆管。

一周排石疗法要在医生指导下进行才更安全，切不可自行盲目使用。

附 2013 年之前，我拜读胆囊炎、胆石症 1037 方中中药使用频率总结（单位 / 次）：

1. 大黄 639
2. 金钱草 630
3. 柴胡 526
4. 郁金 524
5. 枳壳 496
6. 茵陈 428
7. 黄芩 358
8. 木香 337
9. 鸡内金 321
10. 白芍 303
11. 延胡索 278
12. 甘草 255
13. 半夏 225
14. 栀子 217
15. 川楝子 197

16. 芒硝 159   21. 青皮 124   26. 胆草 86

17. 银花 150   22. 陈皮 114   27. 当归 72

18. 海金沙 146   23. 连翘 103   28. 玄明粉 65

19. 蒲公英 131   24. 丹参 96   29. 黄柏 38

20. 虎杖 128   25. 黄连 93

典型病例 1：王女士，39 岁。就诊日期：2007 年 7 月 29 日。2007 年 4 月 9 日，省人民医院 B 超及 CT 提示：（1）胆总管扩张，胆道蛔虫残体未排。（2）右肝内多个强光团，考虑结石。患者因胆绞痛、胆道蛔虫二十余年经多方治疗疗效欠佳而来我处治疗。给服排石中药及利胆排石片内服 1 月余，之后于 2008 年 2 月 22 日于湘雅三医院行 B 超复查：未见结石及胆道死蛔虫。排石后，8 年无异常反应。

典型病例 2：2007 年，11 岁的欢欢因胆绞痛住院治疗。2010 年 1 月 2 日，她因 B 超提示胆囊结石，大小 11 mm×8 mm 来我处就诊。给服排石中药 20 服后复查，胆囊结石大小 11 mm×6 mm。间断服药 40 服后于 2011 年 4 月 3 日行 B 超复查，胆囊结石大小 8 mm×3 mm。后就读于中南大学。2016 年 6 月 7 日于中南大学行 B 超复查，胆囊结石大小 8 mm×4 mm。2017 年 5 月 18 日因胆绞痛就诊。述之前疼痛时按压胆囊穴有明显效果，后来按压没有效果了。嘱按摩太冲，自我按摩太冲穴后有明显止痛效果，给排石中药内服。2017 年 5 月至 2021 年 2 月间有便秘，没有大的疼痛发作；但吃油腻食物或压力大时，偶有隐痛。嘱定期 B 超复查，定期内服排石中药，每天吃苹果 1 个，喝柠檬茶。

典型病例 3：姜女士，44 岁。就诊日期：2015 年 3 月 9 日。原胆囊结石，2010 年在县中医院行手术摘除胆囊。近几年来出现腹胀，吃半碗米饭即有腹胀感，进食油腻后腹胀更加明显。B 超复查见肝实质回声细密增强。B 超提示：轻度脂肪肝，胆囊缺如。根据临床经验，考虑为胆囊摘除术后，继发肝内泥沙样小结石。嘱间断内服排石中药 25 服后，腹胀消失。2017 年 3 月 16 日就诊，述近来又有腹胀，考虑肝内泥沙样小结石。给服排石中药 10 服后，再服排石中药 6 服，于 3 月 25 日晚上行排石疗法 1 次，之后腹胀感消失，同时感觉服药后有明显减肥作用。至 2020 年 12 月份，又出现轻度餐后腹胀感，及头发明显油腻，考虑肝内泥沙样小结石。于 2021 年 3 月 22 日给服排石中药 15 服，服药 5 服后，餐后腹胀感明显减轻。

典型病例 4：魏先生，51 岁，湖南岳阳人。岳阳爱康医院 2017 年 3 月 27 日 B 超提示：肝实质光点增粗，回声增强，分布欠均匀。胆囊 75 mm × 27 mm，壁毛糙，厚约 3 mm。附壁可见大小 2~5 mm 稍高回声团，无声影。右肾盏内可见大小为 3~13 mm 多处强回声光团伴声影。

B 超诊断：1. 肝实质光点增粗（肝内泥沙样小结石）；2. 胆囊多发息肉样病变；3. 右肾多发结石；4. 前列腺增生（46 mm × 42 mm × 38 mm）。嘱内服排石中药 15 服后，魏先生感觉眼珠不黄，腰部有力，也不轻易感觉疲劳。他感叹，要是三年前用我的中药就好了。

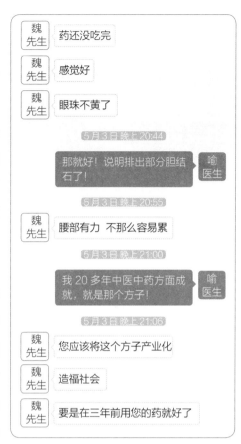

> 魏先生：药还没吃完
>
> 魏先生：感觉好
>
> 魏先生：眼珠不黄了
>
> *5 月 3 日晚上 20:44*
>
> 喻医生：那就好！说明排出部分胆结石了！
>
> *5 月 3 日晚上 20:55*
>
> 魏先生：腰部有力 不那么容易累
>
> *5 月 3 日晚上 21:00*
>
> 喻医生：我 20 多年中医中药方面成就，就是那个方子！
>
> *5 月 3 日晚上 21:06*
>
> 魏先生：您应该将这个方子产业化
>
> 魏先生：造福社会
>
> 魏先生：要是在三年前用您的药就好了

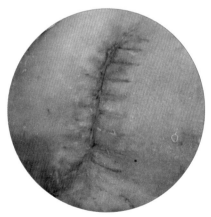

◆ 70 岁女性。曾行胆囊摘除术一次，胆总管切开取石术一次，胆总管切开取石并肝脏部分切除术一次

第二十二章　尿石症的预防

2009年7月30日，曾家嫂子带着年仅13岁的儿子前来治疗结石病。小孩几天前因尿频尿痛到卫生院B超检查，B超结果提示：右肾多发性泥沙样小结石，大的4 mm×3 mm。

小孩出生时早产，出生后母乳严重不足，主要靠喝牛奶补充营养，3岁后未再喝牛奶，其父有尿石症病史。

嘱服专利排石中药，水煎当茶喝。服药12服后，小便时排出多量泥沙样白色小结石。服药第13服、第14服、第15服时，每日小便均有泥沙样小结石排出，约芝麻大小。再服中药5服，服药后每日均有较多泥沙样小结石排出。治疗后追踪12年，结石无复发。

在后来的临床工作中，我又遇到过数例低龄尿石症患者，年龄最小的才两岁半，同时很多尿石症患者有明显的家族史。为什么这么小的年龄就会得尿石症呢？为什么尿石症会有明显的家族史呢？我陷入了深深的思考，并试图找出早期干预尿石症的方法。那时，人们都不知道有一个叫三聚氰胺的东西，它与婴幼儿尿石症密切相关。

泌尿系统包括肾、输尿管、膀胱、尿道。泌尿系统长石头了，就叫泌尿系统结石，又称尿石病，我们习惯称为尿石症。属于中医学"石淋"范畴。为什么会得尿石症呢？一般认为，主要有以下几个原因。

1.家族遗传。我通过多方调研发现，尿石症有明显的家族遗传倾向。

2. 高温气候。热带、亚热带发病率高。国内而言，广东发病率最高，为 11%。其次为云南、贵州、湖南。普通人群患病率约为 10%。

3. 饮水饮食习惯。饮用硬质水，不爱喝水者发病率较高。富裕地区因动物蛋白摄入较多，肾结石患病率较高。落后地区因动物蛋白摄入不足，膀胱结石患病率较高。

4. 高尿酸血症。

5. 甲状旁腺功能亢进。

6. 其他不明原因。

为解除大家的疑惑，先来讲一讲肾脏积液。肾脏积液分 3 种情况。轻度积液：肾内积液少于 25 mm 者，称为轻度积液，说明瘀堵还不严重。中度积液：肾内积液在 25~45 mm 者，称为中度积液，这个要引起重视，要密切观察。重度积液：肾内积液超过 45 mm 者，称为重度积液。说明这时肾内瘀堵已经很严重，大多需马上手术治疗。

再来解读一下肾囊肿。肾囊肿就是肾内的水疱，具体病因不明。肾结石患者，大多合并有肾囊肿。对小于 4 cm 无症状的肾囊肿，一般不用特殊处理。对大于 4 cm 且相关症状反应明显的肾囊肿，应及时到专科医院就诊或定期复查。

早年在杭州交流学习时，我请教过方医生尿石症的主要形成原因。方医生认为，从中医来说，石淋主要病因是痰、瘀、湿热。

1. 痰。"百病多由痰作祟"，脾脏具有升清化浊的作用，脾土虚弱会导致水饮内聚。又"肺为水之上源"，失其节令之制，痰阻气机而导致气机不利。"气为血之帅"，气阻而血瘀，致痰与瘀互阻，此为形成结石的原因之一。

2. 瘀。尿路结石非朝夕而患，是谓"其来也渐"。在上述因素作用下，湿与热并熬，亦是瘀血之又一成因。

3. 湿热。湿热是结石的主要原因，也是最基本原因。

石淋形成的其他原因，还包括阴虚、气机不畅等。从脏腑而论，脾、肺、肾三者最为重要，而肝的原因亦不可忽视。脾虚生湿，湿动化热，又脾虚导致水饮内聚，"脾为生痰之源"。肺主传递，又主气，气机不利，变生他症。肝主疏泄，肾主水，乃结石生成之地。

我们要怎样预防尿石症？

1.养成适量多喝水、喝温开水、喝磁化水的习惯。

2.有家族性尿石症史者，即使无任何症状，也要每年定期做B超检查，防患于未然。

3.食疗方面，多吃黑木耳、核桃。核桃每天3~5个，多了会上火。适量喝柠檬茶，不吃菠菜。菠菜可引起尿石症。少吃海鲜、肉类、含糖饮料等。

有不少尿石症朋友急性肾绞痛发作时，因疼痛难忍而接受治疗；一旦疼痛缓解，就放弃治疗。这是不对的。尿石症是泌尿系统的代谢产物，如果不及时排出体外，结石还会增多变大，并且随时都有疼痛发生的可能。所以结石排除了，才是硬道理。尿石症病史多年患者，应定期行B超复查结石情况，定期做肾功能检查，早期防范尿毒症的发生。

金钱草为治疗与预防结石病方剂主药之一。金钱草有8属11种，但临床常用且疗效确切的主要有两种。另外，猫须草治疗与预防尿石症的效果很好。

1.金钱草。又称四川金钱草。为报春花科植物过路黄的干燥全草，生长时匍匐在地，呈细小藤蔓状。夏季枝叶茂盛时采收。主产长江流域，以四川居多。性味：味甘、咸，药性微寒。归经：归肝、胆、肾、膀胱经。一般用量30~60g/天。泡水代茶饮。主治：胆胁胀痛，湿热黄疸，小便涩痛，石淋热淋，毒蛇咬伤，疔疮痈肿等。治疗胆道系统结石效果优于广金钱草。虽然有人反映个别患者有过敏反应，但我临床20年所治疗的大量病例中，没有遇到过过敏情况。

2.广金钱草。又称广东金钱草、铜钱草。为豆科植物广金钱草的地上干燥部分。主产广东、广西。性味：味甘、淡，性凉。归经：归肝、肾、膀胱经。功效作用：清热利尿，利湿退黄，祛风除湿，舒筋通络，止咳化痰，消肿解毒等。治疗泌尿系统结石其疗效优于金钱草。我们近10年主要使用广金钱草，临床没有发现过敏现象。一般用量30~60g/天。

泡水当茶喝。

3. 猫须草。又名猫须公、肾茶。为唇形科植物，属多年生草本植物，地上部分入药。主产云南、广东、广西、福建、海南、台湾等地且海拔700~1000m潮湿处。性味：甘淡微苦，性凉。归经：肾、膀胱经。功效作用：清热去湿，利尿通淋。具有免疫调节活性，能够促进肾脏毒素排泄，可用于肾脏保健，治疗淋证，缓解慢性肾功能不全的不良症状等。主治：急性肾炎，膀胱炎，前列腺炎，泌尿系统结石，高尿酸血症，风湿性关节炎，尿毒症，口干，口苦，口臭等。用法用量：30~60g/天，开水泡服当茶饮。因性凉，肠胃功能不好者可加入适量红枣、甘草一同泡服。

第二十三章　中西结合治尿石

2011 年 8 月 22 日凌晨 3 时许，一阵急促猛烈的敲门声将我从睡梦中惊醒。经常有患者半夜来就诊，我对此习以为常。开门一看，原来是刘女士，估计是尿道结石又发作了。

8 月 13 日，刘女士因右输尿管中段结石，B 超显示结石大小为 14 mm×7 mm，伴急性发作疼痛，到某医院行体外冲击波碎石（电磁式）治疗。但碎石术后未见结石变小，亦未见排出明显结石，医院建议赴上级医院行微创手术。刘女士跑来咨询我，让我帮她拿主意。我建议她先做造影，再根据具体情况对症治疗。

8 月 21 日，刘女士到县人民医院造影，效果不佳，医院建议她去长沙治疗。到长沙医院后，刘女士见疼痛等症状消失，于是当日回家，准备内服排石中药治疗。8 月 21 日晚上 9 时许，刘女士右下腹开始疼痛，直至次日凌晨 3 点。绞痛剧烈难忍，于是于半夜时分，请她邻居骑摩托送来我处治疗。

我考虑刘女士下腹疼痛是右输尿管第三狭窄处结石所致，便给抗炎输液、解痉止痛治疗。同时开药方超微排石中药 5 服，马上泡水当茶喝。服超微中药 3 服后，8 月 23 日晚上，刘女士小便时排出一枚花生米大小结石（14 mm×10 mm）而病愈。

根据多年的临床经验积累，我认为当今尿石症的治疗主要有 3 种方法。

1. 中西医结合非手术治疗。急性肾绞痛时，可抗炎输液解痉。静脉滴注山莨菪碱注射液、间苯三酚注射液。或阿是穴反射疗法：1ml 皮试针抽取灭菌注射用水 0.5ml，阿是穴皮内注射 0.1~0.2ml 灭菌注射用水（同青霉素皮试法）。双氯芬酸钠栓塞肛等。

我们临床主要使用中医方法，内服排石中药。健侧或者双侧肾俞刺血拔罐，通常有立竿见影的止痛效果。或针刺太溪、蠡沟、中封、水道（贺氏针灸治疗尿路结石主要穴位是关元、水道、蠡沟、中封等）。指骨全息针法，即针刺患侧无名指背侧肾脏对应点。

内服排石中药优点：可化小并排出体内较大的结石，可排出体内泥沙样小结石、碎石术后及手术后残留结石、复发性结石等。经内服中药排石治愈后，5 年复发率小于 20%。

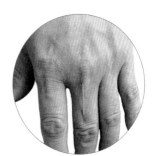

缺点：服药时间比较长，太大结石及异型结石不能排出。

◆指骨全息针法治疗左肾结石肾绞痛，一针见效。

2. 体外碎石。一种为电磁波式，疼痛比较轻，力度比较小。一种为电极式，疼痛比较重，力度比较大。

体外碎石优点：对于膀胱结石直径小于 30 mm 及输尿管第三狭窄处结石者碎石治疗效果比较好。

肾脏内结石，一般不建议做体外碎石。

缺点：有些结石不是你想打碎就能打碎的。我做过实验，通过药物排出的部分结石标本，直接用锤子锤都难以粉碎。不考虑后果的碎石方式，还会带来身体的严重损害。

3. 微创手术。因为时代的进步，传统切开取石术已很少用，取而代之的是微创手术取石，二级医院已普及。

优点：技术已相当成熟，见效快，能快速去除体内梗阻的结石及巨大型结石。

缺点：费用大。小的结石不能完全清除干净。术后机体免疫力有明显降低。极个别患者反映术后有性功能减弱。同时术后如果不内服排石中药，5年后有约50%患者会复发。

综上所述，尿石症的三个主要治疗方法既各有特色，也各有不足。然而最好且首选方法仍然是中医的内服化石排石中药，急性肾绞痛时扎针、刺血拔罐等保守治疗方法。

临床中，某医院运用深圳惠康108A电磁式体外碎石机治疗泌尿系统结石152例，现将治疗结果总结报告如下。

1. 临床资料

152例患者中，男性94例，占61.8%；女性58例，占38.2%；肾结石53例，占34.9%（其中左肾结石26例，右肾结石27例，多发结石44例，单发结石9例，巨大型结石2例）；输尿管结石92例，占60.5%（其中左侧50例，右侧42例，上段结石55例，中段结石17例，下段结石20例）；膀胱结石7例，占4.6%。结石最大120mm×80mm，最小6mm×4mm，20岁以下2例，21~40岁45例，41~60岁83例，61岁以上22例。

2. 治疗方法

采用深圳惠康108A电磁式体外碎石机进行碎石治疗，肾结石每次冲击为1000~1500下，间隔两周进行下一次治疗；输尿管结石每次冲击治疗1500~2000下，间隔7~10天进行下一次治疗；膀胱结石每次冲击治疗2000~3000下，间隔3~7天进行下一次冲击治疗。

3. 疗效标准

①治愈：碎石后排出结石，B超复查无结石存在。②好转：碎石后排出部分结石，B超复查仍有部分结石存在。③无效：碎石后无结石排出，B超复查结石无变化。

4. 治疗结果

152例中，治愈93例，治愈率为61.2%；有效49例，占32.2%；无效10例，占6.6%。其中碎石1次92例，占60.5%；碎石2次24例，占15.8%；碎石3次10例，占6.6%；碎石4次11例，占7.2%；碎石5次及以上15例，占9.9%。肾损伤1例，占0.7%。

5. 分析体会

泌尿系统结石治疗不外乎以下几种方法：①中西结合保守治疗。急性发作期抗炎输液，解痉止痛治疗。缓解期以内服排石中药为主；②体外震波结石；③微创取石或传统开放手术取石。而其疗效各有千秋。

单从本组碎石疗效来看，对于单发较小结石（10 mm 左右），尤其是膀胱结石（30 mm 以下）及输尿管第三狭窄处结石，经体外震波碎石治疗，可取得满意疗效。对于肾内多发较大结石（20 mm 左右）及碎石治疗 3 次仍未排出的输尿管结石，疗效不理想，应考虑微创取石。碎石治疗两年后有 20%~30% 的患者会复发结石（日本为 20.3%）。因为体外碎石有肾损伤、肾出血的可能，在现今人们崇尚绿色治疗的时代，故体外碎石治疗泌尿系统结石，不能完全取代中医中药溶石排石治疗。

中药溶石排石对人体无损伤，治疗费用低廉，远期复发率低（5 年复发率低于 20%）。由于现今超微中药的使用，排石中药的服用更简单方便，开水泡服当茶饮即可。且可排出体内残余结石、复发结石、泥沙样小结石、阴性结石等。今后，越来越多的患者会理智地选择内服排石中药治疗泌尿系统结石。

典型病例：张某，女，48 岁。就诊时间：2017 年 1 月 9 日。因尿频、尿急、尿痛在某妇幼保健院就诊。行尿常规、血常规检查未见异常。腹部 B 超检查提示盆腔积液 11 mm，子宫偏大。经抗生素内服治疗，无明显效果。经人介绍来我处就诊，考虑膀胱阴性结石。诊断性给服专利排石中药 5 服，石淋通 2 盒。服药 1 服后，尿频、尿急、尿痛等临床症状消失。服完 5 服中药后，续服排石中药 10 服，排出多量泥沙样小结石而病愈。最后诊断：膀胱结石。

2019 年 1 月 20 日，又因尿频、尿急、尿痛 2 天就诊，考虑膀胱结石，给服专利排石中药 10 服，之后临床症状消失，两年无任何异常反应。

2021 年 5 月 3 日，因尿频、尿急、尿痛就诊，考虑膀胱结石，给服专利排石中药 15 服。

临床中，我曾接诊多例类似误诊患者。某女，38 岁，因右中下腹剧烈疼痛，当地医院诊断为阑尾炎，间断发作疼痛，经治疗近 1 年未愈，经人介绍来我处就诊。考虑右输尿管中下段阴性结石，服中药 15 服后排出泥沙样小结石而愈 ,16 年无复发。

第二十四章　中医中药祛尿石

尿石症又称尿石病,中医称"石淋"。中医学治疗石淋有着悠久历史,积累了丰富的经验,留下大量的中医药方剂及治疗方法。

当年在杭州学术交流时,我请教方医生关于尿石症的中医药治疗方法。方医生说,《黄帝内经》曰"结者散之""塞者通之"。咸能软坚,药物可选择海浮石、芒硝。塞者通之,可选择理气药如乌药、枳壳、陈皮,化瘀中药延胡索、丹参、当归、红花等,通阻中药海金沙、金钱草、冬葵子、车前子、野麦秆(去节)、通草。坚者削之,可选择鸡内金、穿山甲、王不留行、伸筋草。虚者补之,气虚无力者,可选择黄芪、甘草梢。阴虚者,选择白芍(痛甚可加大用量至60g,用生白芍)、生地黄。肾阳虚者,选择杜仲、菟丝子、核桃。总之,一种病症的治疗,大的治疗原则不能忽视——整体观念,辨证论治。

中国中医研究院岳美中教授认为,中医治疗石淋的原则是利水通淋。根据古代文献记载,利水通淋的方剂主要是八正散、石韦散、猪苓汤及单味中药金钱草等。虽均主清利,但其用法各不相同。如湿热蕴结膀胱,可出现小便短赤、尿道灼热者,以石韦散为宜。若湿热较甚,不仅小便短赤或不通,大便亦秘者,当用八正散兼泻二阴。若湿热注于下焦,灼伤阴络,尿血者,苦寒清利之品非所宜,此时应以猪苓汤治之。

治疗石淋的同时,选用强肾之药以图"扶正祛邪",如杜仲、续断、肉苁蓉、桑寄生等。下焦阳虚，加巴戟天、肉桂、当归、肉苁蓉、附子等。下焦阴虚，加生地黄、知母、黄柏、沙参、玄参、麦冬、枸杞等。小便干涩，加车前子、泽泻、茯苓、川木通等。若有瘀血，加杜牛膝、当归尾、王不留行、茜草根、赤芍、制大黄、鸡内金、桃仁、丹皮等。治疗结合针灸、运动，效果更佳。

治疗石淋，坚持长期服药是取得效果的重要一环。当结石排出之后，仍应常服些利湿之剂，以防复发。饮食方面如酒类、辛辣物、厚味等，能助长湿热，均宜忌之（补肾水之不足，水足而火自消）。

石淋中医分型：①湿热型；②虚型（肾阳虚、肾阴虚、阴阳两虚，其中肾阳虚最为多见）；③实型；④气滞血瘀型。腰痛腹胀（气滞），刺痛（血瘀），二者可互为因果。也有中医专家认为，石淋主要有湿热蕴结、脾肾两虚两型。

总的治疗原则：要根据患者具体情况进行辨治。若形体壮实，以祛除结石为主。若形体虚衰，则须于治疗结石的专长药方外辅以扶正药物，攻补兼施。若病情复杂，更须细辨，才能合乎病机，不致贻误。此外，按结石部位所在为治，如肾内结石，以补肾为主；输尿管结石，以下行加分利为主。在中西医诊治基础上，根据排出结石的化学分析结果及患者尿液酸碱度给予针对性治疗，疗效又有提高。

用药方面：

1.渗湿利尿药：泽泻、赤苓、车前子、猪苓、金钱草、海金沙、石韦、扁蓄、瞿麦、猫须草、川木通。

2.通淋滑窍药：冬葵子、榆白皮、滑石。

3.降下排石药：川牛膝、王不留行、地牯牛。

4.溶解结石药：鳖甲、牛角粉（每天9g，酒送服）、核桃仁（每天120g）、乌梅。

5.防止结石复发药：金钱草、玉米须、大麦秆、柳树叶。

6.孤立的鹿角形肾结石、双肾鹿角状肾结石或输尿管较大结石，有不同程度的梗阻者，加王不留行、川牛膝等，酌情加前述改善肾功能处方，严密观察。

7. 调气理滞药：青皮、陈皮、枳实、厚朴、香附、乌药、延胡索、郁金、琥珀、姜黄、佩兰叶、佛手柑、沉香、降香、木香。

8. 活血化瘀药：当归尾、赤芍、川芎、桃仁、红花、血竭、苏木、乳香、没药、三棱、莪术、泽兰叶、瓦楞子、穿山甲、王不留行、五灵脂、生蒲黄。

9. 涤痰泻浊药：半夏、橘红、茯苓、白前、旋覆花、白芥子、薤白、蚕砂。

10. 消食除积药：莱菔子、焦山楂、焦神曲、焦麦芽、香稻芽、炒谷芽、草果仁（消瓜果积食）、砂仁、鸡内金、枳椇子（消酒湿）。

11. 补气健脾药：黄芪、党参、白术、炙甘草。

12. 凉血止血：生地黄、牡丹皮、白薇、墨旱莲、紫草、玄参、茅根、大蓟、小蓟、侧柏叶、地榆、茜草根、藕节、艾叶。

13. 回阳祛寒药：附子、干姜、肉桂、蜀椒、小茴香、益智仁、巴戟天、细辛、杜仲、续断、仙茅、淫羊藿、核桃仁、沙苑子、菟丝子。

14. 解除痉挛药：地龙、蜈蚣、甘松、槟榔。

15. 控制感染药：紫花地丁、金线重楼、鱼腥草、连翘、蒲公英、败酱草、苦参、黄芩、黄柏。

以上选方用药，只可治疗一般性结石，具体治疗过程中，还要兼顾患者体质、年龄、性别、职业、饮食习惯等。要安排好先后缓急的施治次序，才能有的放矢，治愈疾病。

经方大师娄绍坤老师认为，日本汉方医学高度重视"病名—方证谱"。他们经过两百多年的临床摸索，已掌握每种疾病最常见的几个或者十来个方证。如泌尿系结石疼痛期，最常见的方证有桃仁承气汤证、大建中汤证、大黄附子汤证、芍药甘草汤证、芍甘黄辛附汤证。

这个"病名—方证谱"对临床医生的重要性，就像军事地图于战场上的指挥官。每一个方证都有自己鲜明的特点。芍甘黄辛附汤证特点：腹肌拘紧、胸胁下牵连腰部阵发性疼痛、恶寒、手足冰凉、脉象弦紧。体质：

体质壮实、面色黧黄、恶寒、脉象弦紧而不虚，典型寒滞体质。寒滞体质常见方证有麻黄汤证、芍甘黄辛附汤证、大黄附子汤证、五积散证等。

日本汉方家认为，大黄附子汤证和芍甘黄辛附汤证，在胆石症、血管神经性头痛、泌尿系统结石、坐骨神经痛、胰腺炎、肋间神经痛、椎间盘突出等疾病中使用最频繁。假如这些患者使用大黄附子汤或芍甘黄辛附汤无效，则须尝试使用大柴胡汤。泌尿系统结石突发肾绞痛，属于慢性病急性发作。现今某些医生治疗泌尿系统结石，不分疼痛与非疼痛期，都投三金二石汤（金钱草、鸡内金、海金沙、石韦、滑石），或者漫无目的地胡乱施治。这与经方医学相比，临床疗效何止天壤之别。

农村门诊中，不少结石病患者在内服我的中药排石方后，有较好的排石效果。我便更加刻意去关注、记录那些治疗结石病的中医药方剂。这些年来，我所记录或者拜读治疗胆囊炎、胆结石的中医药方剂就有 1037 个，治疗尿石症的中医药方剂也有 1000 多个。虽然花费不少心血，却受益匪浅，临床中收获了好的治疗效果。我的治疗尿石症的中药配方，2006 年获得了国家发明专利。

有中医专家认为，石淋病根在"肾"，是"肾气虚""肾气不足"及"气虚"导致肾脏排泄功能不好，不能及时将肾脏内代谢产物及时排出体外，从而瘀积形成结石。因结石病程大多较长，"久病必虚、久病必瘀"。我们用中医药治疗尿石症的思路，就是从"补肾、益气、健脾、祛瘀"入手。

根据我多年的临床观察，专利排石中药不只可以治疗尿石症，对胆石症效果也很好。不少患者反映，治疗结石时居然减肥了，有的减肥达 15 kg，可见减肥效果相当明显。此外，专利排石中药还有降尿酸作用，对前列腺炎、尿路感染等也有显著效果。

典型病例 1：黎师傅，男，36 岁。就诊日期：2000 年 8 月。因左侧输尿管结石给服排石中药 10 服，排石病愈，16 年无复发。2017 年 1 月 5 日因右侧输尿管上段结石，再服排石中药 15 服，目前无复发。

典型病例 2：黎师傅次子，21 岁。就诊日期：2008 年 8 月 9 日。在东莞某医院行 B 超检查提示：双肾多发性结石，左侧输尿管结石 4 mm × 3 mm。

行抗炎输液，并内服排石中药。服药 8 服后排出多枚小结石。最后一粒结石绿豆大小，停药 10 天后排出，8 年无复发。2016 年，他曾疼痛过一次。

证书号 第264562号

发 明 专 利 证 书

发 明 名 称：治疗尿石症中药及其制备方法

发 明 人：喻建平

专 利 号：ZL 2003 1 0120807.0

专利申请日：2003 年 12 月 26 日

专 利 权 人：喻建平

授权公告日：2006 年 5 月 10 日

　　本发明经过本局依照中华人民共和国专利法进行审查，决定授予专利权，颁发本证书并在专利登记簿上予以登记。专利权自授权公告之日起生效。

　　本专利的专利权期限为二十年，自申请日起算。专利权人应当依照专利法及其实施细则规定缴纳年费。缴纳本专利年费的期限是每年 12 月 26 日前一个月内。未按照规定缴纳年费的，专利权自应当缴纳年费期满之日起终止。

　　专利证书记载专利权登记时的法律状况。专利权的转移、质押、无效、终止、恢复和专利权人的姓名或名称、国籍、地址变更等事项记载在专利登记簿上。

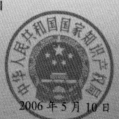

局长

2006 年 5 月 10 日

第 1 页（共 1 页）

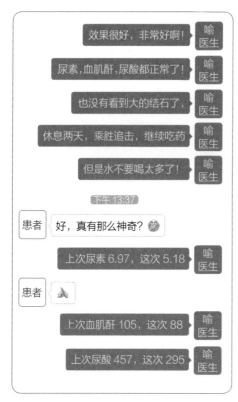

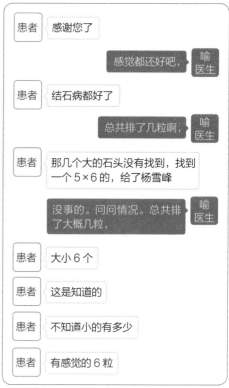

2017 年 10 月 2 日，因右侧输尿管下段结石伴右肾积水就诊，服排石中药 15 服，排石而愈。2019 年 1 月，因左侧输尿管第三狭窄处结石，碎石后服排石中药 8 服，目前无复发。

典型病例 3：熊先生，68 岁。就诊日期：2004 年 11 月 6 日。因右肾下盏结石 10 mm ×8 mm，右输尿管上段内径 9 mm 就诊。服专利中药 4 服，服药一服后排出一枚 6 mm ×5 mm 大小褐色结石，质硬，表面光滑。服药 2 服后又排出一枚 10 mm ×8 mm 大小结石而病愈。

典型病例 4：某疾控中心彭医生，男，35 岁。就诊日期：2006 年 6 月。左肾结石绿豆大小，服专利中药 20 服后自觉症状消失。后多次 B 超复查，未见结石存在，3 年无复发。2009 年 6 月 4 日，人民医院 B 超提示其左输尿管中段结石 11 mm ×8 mm，右肾多发结石，大的 9 mm ×9 mm。服专利排石中药 10 服后排石而愈，3 年无复发。2012 年 7 月，B 超提示右肾多发性泥沙样结石，大的 6 mm ×7 mm。2013 年 6 月 21 日就诊，服排石中药

10服后，排石病愈，4年无复发。2017年7月13日B超提示双肾多发性泥沙样结石，右肾较多，大的4mm×4mm大小。给服专利排石中药10服，至今无复发。

典型病例5：刘先生，45岁，衡南县人。肾结石病史多年，左肾体积稍小（左肾萎缩，80mm×42mm大小），双肾多发性小结石，高尿酸。2018年9月，其于网上就诊。就诊时情况：

尿素（BUN）6.97mmol/L(正常值2.9~8.2mmol/L）。

血肌酐（Cr）105μmol/L（正常值46~104μmol/L）。

尿酸（UA）457μmol/L(正常值193~428μmol/L）。

给服专利排石中药30服后，复查结果：

尿素（BUN）5.18mmol/L（正常值2.9~8.2mmol/L）。

血肌酐（Cr）88μmol/L（正常值46~104μmol/L）。

尿酸（UA）295μmol/L(正常值193~428μmol/L）。

B超复查，双肾未见明显结石。

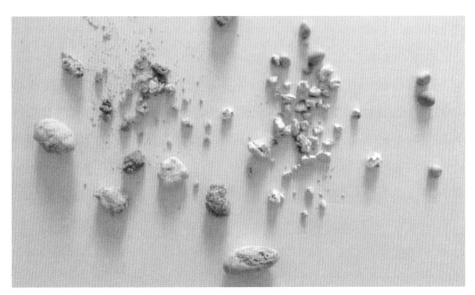

◆肾、输尿管结石排出标本（较大者为15mm×9.5mm、14mm×10mm）

第二十五章　松香膏药的制作

　　膏药有着使用方便、价格低廉、效果明显等特点，广泛用于治疗风湿痛、腰腿痛等疾病，深受患者喜爱。

　　松香膏药是一种历史悠久的传统膏药，其基质由松香与植物油、蜂蜡等熬制而成。松香不但是一种赋形剂，而且是具有祛风燥湿、排脓拔毒、生肌止痛等功效的古老中药。松香膏药的特点：不含铅，制作过程污染小，制作工艺简单，经低温复合而成，药物有效成分不易被破坏。其制作方法如下。

　　1. 制作基质

　　基质组成，松香100g、蜂蜡9g、麻油17mL。将已准备好的松香1000g放入铝锅内，置火上加热融化后，加入蜂蜡90g，待蜂蜡融化后，再加入麻油170mL，搅拌均匀。然后将完全融化的松香混合液倒入盛满冷水的大盆内，使混合溶液冷却凝固。同时，将变成大团的凝固体迅速撕开并揉成拳头大小的团块，冷水长期浸泡备用。

　　2. 止痛中药粉的组方及制作

　　组方：白芍55g、生大黄35g、丹参30g、川牛膝20g、生栀子15g、透骨草30g、桂枝15g、延胡索30g、威灵仙30g、当归35g、紫草30g、细辛10g。晒干后粉碎过细筛。本方相对安全，不含毒剧中药成分。

　　功用：活血化瘀、通经活络、散寒止痛。主治：颈椎病疼痛、肩周炎疼痛、胃寒痛、腰椎间盘突出症疼痛、坐骨神经痛、风湿性关节炎疼痛、类风湿疼痛及外伤瘀血疼痛等。

禁忌证：孕妇禁用，皮肤破溃者禁用，14 岁以下儿童禁用，对本品过敏者禁用。

特别提醒：本品仅供外用，绝对不能食用，口服有毒，使用后应及时丢弃或置于小孩不能触及的地方。

使用方法：冬天使用时应将膏药贴置火上烤软后贴患处。夏天则可直接贴于疼痛处，敷贴时间 1~3 天。一般 1 天即可见明显效果。外用后如果出现局部过敏或者瘙痒明显等，应及时去除，并外搽抗过敏药如肤轻松软膏等。

3. 止痛松香膏药的制作

松香膏药的制作用料比例为基质 180g、中药粉 100g、滑石粉 30g、氧化锌 5g、冰片 5g、樟脑 5g、蜂蜡（夏天 3g，冬天 6g）。

准备基质 360g，中药粉（研）极细末 200g，滑石粉 60g，氧化锌末 10g，冰片末 10g，樟脑末 10g，蜂蜡（夏天 6g，冬天 10g）（以每块膏药重 6g 或 8g 计算，可做 75~100 块膏药）。20 cm × 20 cm 蜡纸 50 张，15 cm × 15 cm 塑料纸 60 张，膏药贴（内径 6 cm）100 个，熨斗 1 个，长柄汤勺 1 个，铝锅（直径 20~25 cm）1 个。将中药粉（研）极细末、滑石粉及氧化锌末充分混合搅拌均匀备用，将冰片末及樟脑末混合均匀备用。

将铝锅置火上加热，内加入基质及蜂蜡，待完全融化后加入准备好的中药粉，充分搅拌均匀。最后加入冰片及樟脑粉末搅拌均匀，待冰片粉完全融化后离火。用汤勺将溶液舀出，倒在事先准备好的油纸上，待药液稍冷却后盖上塑料纸，然后用熨斗压平。夏天置冰箱冷藏 10 分钟拿出，撕去油纸及塑料纸，即成制作好的不含重金属铅的松香膏药，将制作好的松香膏药置膏药贴内压好备用即可。

大家可以根据病情的需要，制作治疗其他各种疾病的松香膏药，所不同的主要是中药粉的配方不同而已。对于含糖分不高的中药，在将中药充分干燥后用粉碎机直接粉碎过筛即可。而对于含糖分较高，不易粉碎的中药，如生地黄、熟地黄、枸杞、黄精等，应将其熬水，然后蒸馏成膏，最后与配方中其他可以粉碎的中药粉混合搅拌，晒干后再粉碎即可。如果制作膏药时用的是以上所述中药粉，那么松香膏药的制作用料比例为：基质 100~150g、中药粉 100g、滑石粉 30g、氧化锌 5g、冰片 5g、樟脑 5g、蜂蜡（夏天 3g，冬天 6g）。

我国有关黑膏药的制作应用已有两千多年的悠久历史。传统黑膏药是由中药材、植物油与红丹炼制而成。红丹又名铅丹、黄丹、广丹等，是制作黑膏药的主要成分，为橙红色结晶粉末，主要成分是四氧化三铅，有毒。一张制作好的黑膏药，至少有一半成分是四氧化三铅，长时间使用，容易导致人体通过皮肤吸收过量的铅而出现铅中毒。铅进入人体后，沉积在骨骼可达多年，且不断释放到血液中，可导致人体长期受到损害，出现免疫力下降、脱发、失眠、不孕不育、肿瘤等疾病。

由松香膏药基质制得的松香膏药，疗效堪比黑膏药。而松香膏药相较于传统黑膏药，有着健康安全、绿色环保的优势。由此看来，在保证传统黑膏药药效的前提下，松香膏药完全可以取代传统黑膏药。

第二十六章　"悟空问答"解疑惑

当今社会，网络的高度发达给人们的生活带来了更多方便。继网络购物平台之后，《今日头条》等快速进入国人的日常生活。我在《今日头条》上发现，不少人因受疾病的困扰或生活迷茫而在"悟空问答"中提问。

作为一名医生，对于所从事领域的不少病症有着自己独特的看法、认知及感悟。我认为自己有责任和义务去为那些有迷惑的人排忧解难。我试着在《今日头条》的"悟空问答"栏目回复别人提出的问题，衷心希望能够帮到他们。下面是我对几个问题的答复。

一、自学中医的话，能找到出路和前景吗？

这个问题让我来回答你，你会有更多的认知。

我17岁在县人民医院骨科、外科进修学习（当学徒），后来又到卫校读书，20岁开个体诊所，23岁取得湖南省个体开业行医执照（中医）。后来又读西医临床医学大专（业余），中医针灸推拿专业本科（业余）。弹指一挥间，我已在乡镇工作30年。其间，我在《中国实用综合医学》《河南中医》《中国乡村医药》等书刊发表论文多篇。治疗结石病中药配方于2006年获得国家发明专利，电火针于2016年获得国家实用新型专利。

总的感悟：如果你真的特别爱好中医，不想靠中医药赚钱养家糊口，只想为自己、为家人养生保健，可以自己自学中医。否则，你会很失落。

另外，虽然《中华人民共和国中医药法》已实施，但是要想获得中医医师资格并合法行医，现阶段依然非常艰难。

学习中医，我给你推荐一条不走弯路的途径。

1. 先从针灸入手。听台湾针灸大师倪海厦的针灸视频课，网上买由倪海厦出的书《人纪系列针灸篇》。听课结合看书，可提高学习兴趣，会收获很多。

2. 对穴位功能有一定了解后，推荐学习《杨甲三针灸取穴图解》，可随身携带，随时翻阅学习，巩固穴位基础。

3. 推荐学习《中医基础理论》，奠定中医基础。

4. 推荐学习《针灸救急》，一边听课看书，一边在自己身上找准穴位进行按摩实践。

先把我以上推荐的这几本书读好，然后多在自己或朋友身上实践，你就会有成就感。如想继续深入学习，就可以找针灸老师学习针灸。学会了针灸，你的成就感会更强。

不过，针灸入门容易深入难。就目前而言，中国民间有 100 多种针法，而常用针法就有 20 来种。当然，万变不离其宗，所有针法都是由传统经络衍生而来，离不开全息及现代医学神经传导的支持。

最后衷心祝愿你有所作为，有所成就。

二、作为一个中医学学生，我很后悔选了这个专业，我该怎么办？

我理解你的苦衷。但是现实情况是，没有哪个工作轻松自由。我在基层从事中西医临床工作 30 余年，喜、怒、忧、思、悲、恐、惊，什么滋味都体验过了，其实这就是生活。

为什么要学中医或者自学中医呢？其实来说，学中医最大的好处是可以自救。

我之前一个结石患者，在南海钻井平台上工作时肾绞痛发作，但是那里没有医生，没有药品，于是向我求救，寻求止痛办法。我指导他用力按摩太冲穴、太溪穴、合谷穴，肾绞痛即有明显缓解。

2019 年 11 月，正在读大一的女儿突发腰部带状疱疹，我指点她局部薄棉灸并自己动手解决。她同学剪开自己的棉被，撕了点棉花，然后铺很薄的一层棉花在带状疱疹处，接着用打火机点燃患处棉花。局部烧灼后疼痛即较前明显减轻。薄棉灸面积较大处，烧灼后局部外搽烧伤膏；面积较小处，不做特殊处理。严重的可以隔日治疗一次，一般 1~3 次疼痛完全消失，不留后遗症。

先祖云：书犹药也，善读之可以医愚。

先祖又云：劫病之功，莫捷于针灸，一针二灸三服药。

不经一番风霜苦，哪得梅花放香时。

自己的路，最终还是需要自己去走。

祝福能够自我开悟。

三、教师和医生哪个职业更好?

在外人看来，医生和老师都是很好的职业，有很多人羡慕。

现在讲讲我的情况。我 17 岁当学徒，主攻中西医骨伤科，最擅长无痛针灸治疗疼痛症，专利中药治疗结石病。这些年来，我 40 多次去外地拜师访友，走访过国内 20 多个城市，交流学习去了北京 3 趟。2014 年，我到国医大师贺普仁家里学习针灸。2016 年，我到清华大学学习 1 周。我已 50 岁，我想再学习 10 年，60 岁时我就不开店了。到时候我就带带徒弟，教教针灸，同时游山玩水，云游天下。这些年开个小店太累了，从来没有安心休息过几天。

*当一个好医生要有好的天赋，要对医学特别热爱，有爱心，能长期坚持学习，无怨无悔地付出。未来的好医生，既要懂中医，又要懂西医，最好会武术，你的治疗水平、治疗效果才会更上一层楼。*这个社会，大家都不去当医生，不去当老师，后果会不堪设想。如果不好选择职业，那就去干自己最喜欢最想干的工作。

走自己的路，让别人去说吧。

四、有人说中医高手在民间。你是否赞同？

我非常赞同这个说法。

我所理解的中医民间高手，就是那些生活在农村乡镇村一级的，具有一技之长的赤脚医生、乡村医生、中草药郎中、中医药爱好者等群体的总称。他们年龄一般超过50岁，从业年限在30年以上。

我是一个临床医生（西医），20岁时开业行医，至今已从事临床工作30年（西医、中医）。其间，我拜师访友，交流学习，认识了不少中医朋友。其中有一个安徽的医生，擅长中医药治疗不孕症。

还有一个广西朋友，现在在浙江那边发展。他原来是乡村医生，最擅长推拿手法。我在外面学习，一般不让别人给我整脖子的，我怕颈椎脱位或者骨折。他给我弄过一次，特轻柔，特舒服。几天过后，脖子肩膀都是轻松的。但是你的脖子不要轻易让别人去整哦。

就我自己而言，临床工作中喜欢用中医的手法治疗骨折脱位，采用中医的针灸治疗疼痛。大多数颈肩腰腿痛，一般针灸1次就有非常好的效果，无效的约小于10%。针灸、中药治疗结石病，效果都很好。

孔子云："为人父母者不知医，谓不慈，为人子女者不知医，谓不孝。"

中医入门的途径很多。天赋好，文言文基础好的，可以从《黄帝内经》入门，从《伤寒论》入门，从《脉诊》入门。天赋不很好的，可以从中药入门，从偏方、单方入门，从《方剂学》入门，从《面诊》入门，从《舌诊》入门，从《针灸学》入门等。

我的看法是，不管做不做医生，学点中医的养生保健知识，至少对自己、对家人、对朋友健康都有好处，有帮助。只不过中医的振兴，任重道远。想到这里，不禁唏嘘。

五、学临床医学是好的选择吗？

总的来说，学临床医学不是好不好的问题，而是合不合适的问题。我是过来人，我来说几句吧！

医生是一个好的、神圣的职业。想当好一个临床医生，最好具备3个基本条件。

1. 天赋要好。天赋不好的话，可能本科毕业几年都考不到执业医师资格证，到时候要跳楼的想法都可能会有。

2. 要特别喜欢这个职业。要有爱心，要脾气性格好。要愿意10年、20年、30年甚至一辈子坚持学习，无悔付出。

3. 家庭条件要较好，还要有一个强健的身体，良好的心理素质。

临床医学专业本科5年，读研3年，住院医师规范化培训2~3年。家里要可以从你读大学那年开始，给你持续投资10来年保证你的学习。工作后身体压力及心理压力都较大，故而强健的身体及良好的心理素质也很重要。

衷心祝福你心想事成！

第二十七章　医学未来何处去

李老 80 多岁，心态好，身体好。他就住在镇上，平时天气好时，偶尔也到我这里坐一坐。他从卫生院退休已多年，1955~1958 年在县中医院工作时，曾师从刘范如老中医学习经方。刘范如又是谁呢？

刘范如，湖南宁乡历经铺人，新中国成立初期湖南省五位名老中医之一。早年就读于湖南第一师范，后毕业于清华大学，新中国成立前曾担任江西省委秘书 13 年。他《伤寒论》倒背如流，对中医经方的研究使用也是炉火纯青。在中医诊脉开方方面，李老深得其真传。

李老认为，改革开放四十年，中国变化翻天覆地。良好的经济基础，助推医疗迅速发展。目前而言，全国大部分县已有三级医院、二级医院。乡镇医院的医疗设备及临床治疗技术也有明显提升。然而，乡镇医院及县级中医医院的整体中医医疗水平明显不及三四十年之前。

李老这一看法，令我深感震惊，简直不敢多想。我们中医医生当务之急，就是要多学习，要提升中医医疗水平。那么，医学未来发展的方向到底在哪里呢？中医医疗水平的提升，又该从哪里入手呢？我又陷入深深的思考之中。

源于我一直在村镇中西临床一线工作，结合自己 30 年的工作经历及数十次外出交流学习的感悟，我认为，医学未来发展的方向是中西医结合，也可以叫中西医整合，中西医融合，中西医互补。

早在 1944 年，毛泽东主席就提出了"中西医结合，开展群众卫生运动"的口号。我们中医医生要学习西医优秀的东西，西医医生也要承认并学习中医优秀的东西。出生在中国本土的西医临床医生，如果不懂点中医针灸知识，我觉得是不完美的。临床医生有良好的解剖学、生理学、病理学、诊断学等现代医学知识基础，如果同时认可针灸，愿意潜心学习针灸，进步往往会更快。

中西医结合的最佳结合点又在哪里呢？中西医结合的最佳结合点就在针灸。中医医疗水平的提升，应该从针灸入手。

为什么我这么认为呢？《灵枢·九针十二原第一》中提到："夫善用针者，取其疾也，犹拔刺也，犹雪污也，犹解结也，犹决闭也。疾虽久，犹可毕也。言不可治者，未得其术也。"《针灸大成》中的《标幽赋》提出"拯救之法，妙用者针。劫病之功，莫捷于针灸""一针、二灸、三服药。则针灸为妙用可知"。

新中国成立后，毛主席曾说过："针灸是中医里的精华，要好好地推广、研究，它将来的发展前途很广。"1955 年 4 月，毛泽东主席在会见朱琏时说："你们不要以为针灸是土东西。针灸不是土东西，针灸是科学的，将来世界各国都要用它。"现在来看，全球 200 多个国家和地区，使用中国针灸的就有 183 个。中国针灸如果效果不好，不优秀卓越，就是出钱请外国人用，他们都不一定会使用的。

2010 年，中国针灸被联合国教科文组织正式列为世界非物质文化遗产。中医为中国三大国粹之一，有学者打了个非常生动贴切的比方：中国医药学就如一顶金光闪闪的皇冠，而针灸学则是皇冠上那颗熠熠生辉的"夜明珠"。针灸作为简便验廉的绿色疗法，可以治疗数百种疾病，尤其在治疗疼痛症方面历史悠久，疗效突出，深受广大患者推崇。针灸不像骨科外科一样需要团队合作，而是个体操作独立性强，对仪器设备依赖性小。故中医爱好者、民间医生、乡村医生、个体医生、西医临床医生学习中医最好的结合点、切入点，就是从针灸入手，直接摘取"夜明珠"。最终形成有自己特色的针灸科、疼痛专科、鼻炎专科、中风偏瘫专科等。

针灸科是最好的专科，也是最好的全科，什么疾病都可以治疗。

针灸作为中医里面相对独立的部分，相关的历史文献书籍及近现代针灸大师所著的专业书籍也是相当多的。我们应该从哪些书籍入手学习针灸呢？是从《素问》《灵枢》《针灸甲乙经》或《针灸大成》一路读下来吗？不是。因为我们现代人大都文言文基础不好，所以进步会很慢，甚至失去坚持学习的兴趣。当然，长期从事语文教学、文言文教学或研究文言文、医古文者，及中医药大学毕业生另当别论。对于绝大多数西医临床医生、乡村医生、中医针灸爱好者，我觉得最好从近现代针灸老师的针灸专业书籍入手。

典型病例：李总，42岁，在海南发展的湖南老乡。爱人在三甲医院药房上班，姐姐也在三甲医院工作。2018年5月2日，李总前来我处就诊。李总之前因为左面颊部疼痛在某三甲医院就诊，诊断为三叉神经痛，服卡马西平等效果不理想，心急如焚。于是找到我同学联系，想去他们所在的广州某部队医院治疗。之前我同学的母亲患腰部带状疱疹，在她们自己部队医院经西医治疗后，有腰部疼痛的后遗症，经我用中医刺血拔罐治疗后完全康复。于是同学介绍李总找我治疗，看看效果如何。我给李总行右手全息针法：内关、三叉一穴、灵骨、三间。加右侧地仓透颊车、颧髎透颊车、太阳透率谷。右足全息针法：太溪、太冲、足临泣，加悬钟。留针30分钟后拔针，李总述疼痛明显减轻。继续给患侧耳尖放血，痛点刺血拔罐，治疗一次后，疼痛减轻60%，李总非常高兴。自述之前戴眼镜不到5分钟，眼镜脚压迫的地方就会难受，必须取下眼镜按揉局部。治疗后戴眼镜半个小时以上，局部没有不适的感觉。

5月4日复诊治疗：行右手全息针法，内关、三叉一穴、灵骨、三间、三叉三穴。右侧地仓透颊车、颧髎透颊车、太阳透率谷。右足全息针法，太溪、太冲、足临泣，加悬钟。留针30分钟。拔针后患者感觉疼痛较前又有明显减轻。自述经两次治疗之后，疼痛较未扎针治疗之前已经减轻80%以上。因工作原因，治疗两次后即回海南，间隔一段时间后又出现疼痛，后经内服西药康复。

第二十八章　摘取中医"夜明珠"

近年来，我将自己拜读过的数百本针灸专业书籍做了细致梳理。在认真比较、斟酌之后，我按照临床实用—通俗易懂—循序渐进—由简入繁的顺序，为大家推荐18本我所认可的、具有代表性的针灸专业书籍，以助大家更好地学习针灸知识。

第一本：首推《针灸解惑（第二版）》。南京中医药大学王启才老师著。王启才老师站在中西医制高点，梳理中国几千年来的针灸知识脉络，提出了自己独特的看法，让后学者对传统针灸有了更加清晰的、理性的认识。该书阐明了针灸的过去、现在及未来发展方向。传统十四经络的360个穴位（除去乳中）及常用的约40个经外奇穴，是学习其他所有针法的基础，就如太阳、如大树的主干。其他针法如群星，如大树的枝叶，都是锦上添花的。

王启才老师所著的针灸书籍很多，其针灸精华主要在《针灸解惑》之中。其核心思想是：①任、督二脉的总纲地位应该突出。应将任、督二脉的学习排在十二经络的前面；②纠正骨关节病用穴误区。应改"骨会大杼"为"骨会大椎"；③"治神守气"是针灸治疗的第一原则；④要结合现代医学知识选穴。按神经节段取穴、按神经干的走向和分布取穴、结合生理病理学知识，辨证与辨病结合取穴；⑤要优选和精简"核心处方"；⑥以歌诀形式记忆经络穴位名称会进步更快；⑦重视特定穴的临床应用；

⑧认为穴位有穴性。比如内关穴性为"宽胸理气、和胃降逆"，阳陵泉穴性为"疏肝利胆、舒筋通络"。

第二本：倪海厦的《人纪系列针灸篇》。读倪海厦的书、看倪海厦的针灸视频，趣味性强，可提高学习兴趣。倪海厦针灸特点：①重视传统经典《针灸大成》。遵循传统，善用五输穴，善用子母补泻法。取穴遵循左病右治，右病左治的原则。②重视扎针时患者的体位，重视每一个穴位取穴的准确性，重视无痛针灸。主张不要站着或坐着扎针，这样容易晕针；最好躺着扎针。针灸时用套管针扎针，将患者疼痛减到最轻，14岁以下小孩不留针。③重视穴位的特异性及穴位主要使用方法。重要穴位、特异性穴位详细讲解。④擅用透穴。如阳白透鱼腰、太阳透率谷（临床中我们采用率谷透太阳更容易透刺成功）、肩髃透极泉、养老透间使、丘墟透照海等。⑤重视放血疗法。他认为中医是物理医学，重视时间、空间、速度、温度、压力，*疼痛的根本原因来自压力，而不是发炎*。如疖肿及甲下瘀血的放血治疗。⑥重视传统艾灸，如隔姜灸、隔蒜灸、隔盐灸、米粒灸等。艾灸主要用于虚寒症，从不痛灸到痛，从痛灸到不痛。今天所说的热敏灸就是这个原理。热症不宜用艾灸。⑦重视任、督二脉的主导作用。教学时先讲任、督二脉，再讲其他十二经脉。⑧*认为足少阴肾经腹部穴位是在任脉旁开1寸，而不是国内专家普遍认可的任脉旁开0.5寸。认为肾经腹部的横骨、大赫、气穴、四满、中注、肓俞、商曲、石关、阴都、腹通谷、幽门11个穴位位于任脉旁1寸更为合理。*

知道了穴位，我们就可以学习自己给自己扎针，刚开始可以用套管针扎针，扎四肢肘膝关节以下穴位，扎四肢，相对安全。

鉴于倪海厦在传播中医、中药、针灸及中国传统文化方面的巨大贡献，我认为倪海厦将来是可以与张仲景齐名的中医大师。

第三本：《杨甲三针灸取穴图解》。人民军医出版社出版，郭长清、刘清国、胡波主编。此书为杨甲三前辈一生取穴精华，可随身携带，方便随时学习。

第四本：《简要循经刺血疗法》。辽宁科学技术出版社出版，郭相华著。是一本简单明了介绍刺血疗法的书籍。

第五本：《针灸临床技巧与心得——开启〈灵枢〉之门》。中国医药科技出版社出版，杨朝义编著。学习传统针灸，步入灵枢之门。

第六本：《针灸救急》。人民卫生出版社出版，王富春主编。所介绍的穴位诊断法及全息诊断法，为临床诊断开拓了新的思路，学习针灸治疗急症、重症。

第七本：《特定穴临床应用》。中国中医药出版社出版，王启才主编。特定穴都具有全息功能，故又是全息穴位的临床应用。

第八本：《方剑乔痛症针灸治疗精要》。中国中医药出版社出版，梁宜主编。中西结合，砥砺前行。

第九本：《一针疗法〈灵枢〉诠用》。济南出版社出版，高树中著。一本可以仰视《灵枢》精华的专业书籍。

第十本：《贺普仁针灸传心录》。中国中医药出版社出版，贺普仁主编。国医大师贺普仁在数十年的临床实践中悉心钻研，重视临床经验的总结和提高，认为针灸在防病治疗中有治疗范围广泛、疗效显著、无不良反应等优点。在研究"通经络""调血气"的基础上，潜心研究中医针灸理论，注重继承精研经典，努力挖掘，博采众长，用全新的治疗学思想，创立了自己的针灸治疗学体系——贺氏针灸三通法，形成了"病多气滞，法用三通"的学术思想，将毫针、火针、三棱针刺血等灵活结合运用于临床。贺氏针灸精华包含贺普仁秘藏的《一针一得》。《一针一得》是指手稿中的几百个病症，是针灸界的标杆。

第十一本：《华佗夹脊治百病》。中国医药科技出版社出版，何天有编。第一个把华佗夹脊穴讲述得最全面、最清楚明了的针灸专业书籍。华佗夹脊穴是中西医结合的会师点。

第十二本：《纬脉针灸特效疗法精要（疼痛篇）》。中国中医药出版社出版，贾海忠著。纬脉理论的价值：受中医"带脉"的启发，站在中西医学术的最高点，用中医整体观念下的思维模式，驾驭西医相关学科知识，形成纬脉理论。纬脉理论可以说是将中西医有机结合所形成的一种独特的医学理论，使临床医生学习针灸不再如盲人摸象，而是可对经络一日顿悟，让中西医结合真正落到实处。该书丰富了针灸临床指导理论，为祖国针灸再创辉煌写下了光辉的一页。

第十三本：《魏稼教授针灸医论医案选》。中原农民出版社，高希言、宋南昌主编。魏稼教授既有家传、自学、函授，也有跟师、系统学习针灸。博古通今，重视针灸各家学说及流派。中西合璧，开拓创新中医针灸理论。

第十四本：《针灸真髓》。学苑出版社出版，日本代田文志著，承淡安、承为奋译。重视穴位的特异性，重视艾灸。开西医诊断、针灸治疗先河，使临床医生更懂中医针灸理论。

第十五本：《注重脉诊贯穿针灸全过程——张沛霖学术思想与临床经验集》。中国中医药出版社出版，张沛霖主编。张沛霖学术思想精华：①注重辨病与辨证相结合。②以脉为证，以脉为治，以脉为效。③重视穴位的特异性。④注重四诊合参、辨证归经，强调疾病的定位、定性。注重脉诊贯穿针灸全过程。⑤主张用现代科学技术开拓研究中医设备。

第十六本：《零起点学针灸》。人民卫生出版社出版，天下无疾著。既是针灸入门书籍，也是提高针灸理论及技术水平的书籍。既是针灸小百科，也是针灸精华内容的提炼。既有针灸传承，更有针灸创新。适合任何层次的针灸爱好者及针灸医生阅读及应用。

第十七本：《董氏奇穴针灸学》。中医古籍出版社出版，杨维杰著。杨维杰老师把董氏奇穴梳理得直观明了，可使读者轻松抓住重点。董氏常用对应取穴有八种：①等高对应；②手足顺对；③手足逆对；④手躯顺对；⑤手躯逆对；⑥足躯顺对；⑦足躯逆对；⑧头骶对应。

杨维杰老师认为，除了医理医德，衡量针灸医师医术是否高明，主要看以下几项：①是否取穴少。越高明的针灸医师取穴越少。只有取穴少，才能了解穴位的特殊疗效，突出医师自身的技术特色。依古人经验，双边用针，以不超过8针为宜。②是否用穴精。人体穴位逾千，常用者不过数十穴，甚或十余穴。务求一针治多病，切不可一病用多针。③是否能尽量不针患处。

董氏奇穴的好多穴位其实就是传统穴位，只是名称不同而已。共有50多个，同时这些都是人体常用重要穴位。

杨维杰老师临床取穴时平均每次仅 2~3 穴，有时只用单穴一针即愈。总计应用穴位包括董氏奇穴在内不到 30 个，而疗效极为灵验。常用的十四经穴中的 12 个特效穴是风市、内关、液门、后溪、太冲、束骨、委中、尺泽、曲池、足三里、三阴交、丰隆。其余 12 个穴位是公孙、涌泉、梁丘、合谷、阴陵泉、陷谷、阳陵泉、鱼际、中渚、复溜、外关、悬钟。

第十八本：《灵枢经白话解读》。南京中医药大学主编，湖南科学技术出版社出版。重温经典著作，传承古典针灸。

这里选取了有代表性的这些前辈及老师的著作进行推介。其实还有非常多的针灸前辈及老师，如承淡安、朱琏、鲁之俊、陆瘦燕、彭静山、程莘农、王乐亭、王雪苔、胡荫培、于书庄、郑魁山、张缙、靳瑞、焦顺发、魏稼、孙申田、武连仲，等等。每一位针灸大师及针灸前辈的学术思想及针灸精华都是非常宝贵的财富，值得我们深入研究学习。

要使针灸保持高速发展态势，我们应坚持走承淡安、朱琏等前辈给我们开创出来的中西医结合之路。

第二十九章　医者仁心针灸路

众所周知，针灸能够治疗人体的不少疾病。但是，从哪些疾病入手才能发挥针灸的最佳治疗效果，很多人并不知道。

我认为，应从针灸治疗疼痛症入手，从治疗中风偏瘫入手，从治疗疑难病症入手，从治疗功能性疾病入手。而针灸治疗疼痛症则是首选。针灸治疗疼痛症有着悠久历史，大部分患者能达到立竿见影的效果。这增强了患者信心，给治疗医生带来了成就感，从而利于身体的快速康复。

尽管中国民间针法很多，但传统经络穴位是基础。我们要学习了解10种左右针法，更要熟练掌握并用好3~5种适合自己专业的针法。要从一家之言取百家之长，有所取舍。

我们针刺纲领遵循《素问·阴阳应象大论篇第五》中提到的："故善用针者，从阴引阳，从阳引阴，以右治左，以左治右。"《灵枢·始终第九》："病在上者，下取之；病在下者，高取之；病在头者，取之足；病在足者，取之腘。"选穴原则：远端取穴；邻近取穴；局部取穴；辨证取穴；经验取穴。配穴原则：上下配穴；前后配穴（俞募配穴）；原络配穴；郄会配穴；左右交叉对应配穴。

南方人大多娇气怕痛，应尽量选用无痛或者痛感不明显的针法，尽可能让患者仰卧位躺着扎针。躺着扎针则扎手、扎脚、扎腹部穴位都方便。一般病例，我就用手全息针法、足全息针法，针灸时不依赖电麻仪。年轻患者不愿意躺着扎针，就只能坐着扎针，那么扎手全息针法是最方便的，一般扎3~5针。病情复杂需要针刺更多穴位的，我们多选取肘膝以下穴位，因为安全方便又疗效好，要尽量少于8针。

病情复杂需要针刺背部穴位的，我就用李柏松前辈的方法开督脉，用0.4的韧针点刺，疼痛相对较轻，不留针。开督脉针刺骨膜，其主要目的不仅仅是刺透网状物，还利用骨膜特有的"低刺激、高反应"特性以提高诊疗效果。通过针刺骨膜，可以瞬间改变病变部位平衡状态，达到减轻或者治愈疾病的目的。

李柏松前辈开督脉高能量点部：天突部、膻中部、神阙部、曲骨部、长强部、尾椎部、命门部、大椎部、风脑部（感冒三针：双侧风池及风府穴，是针刺时易出问题的穴位，要注意重点防范）、百会部、淋巴免疫部（足部内四外三），然后用其他针法针刺留针。

李老前辈还有一个"万宝功能汤"基本方，主要用于治疗淋巴病、牛皮癣及各种疼痛性疾病，效果非常好。组方：制附子15g、干姜15g、甘草10g、黄芪15g、苍术15g、薏苡仁30g、淫羊藿30g、白鲜皮15g、大枣30g。煎汤服，烧开后小火熬60分钟。1日1服，分3次服用，7天为1个疗程。

非得使用疼痛比较明显针法的，术者应与患者充分沟通，做好思想工作，以解决其后顾之忧。站在患者角度用心替对方考虑，才能达到理想的治疗效果。我喜欢用"贺氏针灸三通法"，即毫针、电火针、刺血拔罐结合使用。同时使用贺老经验穴，即肩背部疼痛针听宫、腰胯疼痛针伏兔、摇头症针长强等，效果较好。

因坐骨神经痛需要针刺环跳穴的，我一般使用靳瑞前辈推荐的方法，让患者俯卧，"坐骨点"用3寸毫针针刺，比较容易扎出从臀部至足底的触电感，更容易达到理想治疗效果。我临床不用环跳穴，就扎"坐骨点"。病情比较复杂的疑难病例，则要结合内服中药、外敷膏药、整脊治疗等等。必要时在三级医院检查后再做治疗，可使患者充分认识自己病情的复杂性，从而提高患者满意度，使医患关系更和谐。

人体穴位的功能主治，也遵循二八分布规律，即20％的穴位可以治疗80％的疾病。那么这20％的穴位又在哪里呢？那就是存在于人体的特定穴里面。

四总穴（足三里、委中、列缺、合谷）；八会穴（章门、中脘、膻中、膈俞、阳陵泉、太渊、大杼、悬钟）；八脉交会穴（内关、公孙、列缺、照海、后溪、申脉、外关、足临泣）；十二原穴（太渊、合谷、冲阳、太白、神门、腕骨、京骨、太溪、大陵、阳池、丘墟、太冲）；十二募穴（中府、天枢、中脘、章门、巨阙、关元、中极、京门、膻中、石门、日月、期门）；十五络穴（列缺、偏历、丰隆、公孙、大包、通里、支正、飞扬、大钟、内关、外关、光明、蠡沟、鸠尾、长强）；十六郄穴（孔最、温溜、梁丘、地机、阴郄、养老、金门、水泉、郄门、会宗、外丘、中都、筑宾、阳交、交信、跗阳）；背俞穴及五输穴等。

我们临床所使用的高效安全的传统经络穴位及经外奇穴有100个。

督脉（10个）：长强、命门、至阳、身柱、大椎、风府、百会、上星、神庭、水沟。

任脉（5个）：关元、气海、神阙、中脘、膻中。

手太阴肺经（5个）：尺泽、孔最、列缺、鱼际、少商。

手阳明大肠经（6个）：商阳、三间、合谷、手三里、曲池、迎香。

足阳明胃经（12个）：颊车、下关、天枢、伏兔、梁丘、犊鼻、足三里、上巨虚、条口、丰隆、内庭、厉兑。

足太阴脾经（7个）：隐白、太白、公孙、三阴交、地机、阴陵泉、血海。

手少阴心经（3个）：通里、神门、少府。

手太阳小肠经（6个）：少泽、后溪、腕骨、养老、天宗、听宫。

足太阳膀胱经（9个）：攒竹、肾俞、秩边、委中、合阳、承山、昆仑、申脉、至阴。

足少阴肾经(5个)：涌泉、然谷、太溪、照海(内踝尖直下赤白肉际处)、复溜。

手厥阴心包经（6个）：曲泽、郄门、内关、大陵、劳宫、中冲。

手少阳三焦经（5个）：液门、中渚、外关、支沟、翳风。

足少阳胆经（8个）：率谷、风池、肩井、风市、阳陵泉、光明、悬钟、丘墟。

足厥阴肝经（3个）：大敦、太冲、蠡沟。

经外奇穴（10个）：印堂、耳尖（刺血）、阿是（刺血）、金津玉液（刺血）、灵骨（董氏奇穴）、四缝（刺血）、腰痛点、甲根、十宣（刺血）、八邪。

《素问·至真要大论篇第七十四》："诸风掉眩，皆属于肝。诸寒收引，皆属于肾。诸气膹郁，皆属于肺。诸湿肿满，皆属于脾。诸热瞀瘛，皆属于火。诸痛痒疮，皆属于心。"故而临床中，我们会根据具体病情重用肝俞、肾俞、肺俞、脾俞、心俞穴。而为了针灸绝对安全，我们会使用位于这些俞穴内侧的华佗夹脊穴。

因痴迷针灸，临床中，我一直在不断地总结反思。起初，我得益于张颖清前辈生物全息理论的指导。后来，我参考学习柳泰佑博士的高丽手指针疗法；郭相华老师的手骨全息疗法；余浩老师的阴阳九针。我从中获得感悟，进而又摸索出一套新的针刺治疗疼痛症的方法，而无须刻意去记忆穴位。

于手掌而言，可以外展的大拇指是最重要的手指，占手部功能的50%，缺损后要尽量修复。其次是食指，占手部功能的20%，中指占15%，无名指占10%，小指只占5%。

新的全息思路为：大拇指末节对应人体头部，大拇指近节对应人体颈部，第一掌骨对应人体胸腹部，更具全息相似性。其掌侧对应人体前面部分，背侧对应人体后面部分。

具体而言，大拇指末节腹侧对应百会至咽部，背侧对应百会至风府。大拇指近节腹侧对应咽部至天突，背侧对应风府至大椎。第一掌骨腹侧对应天突至神阙，背侧对应大椎至第二腰椎。

中指中节掌侧对应剑突至神阙，背侧对应第七胸椎至第二腰椎。末节掌侧对应神阙至会阴，背侧对应第二腰椎至尾椎。

食指对应上肢。近节指关节对应肩关节，中节指关节对应肘关节，末节指关节对应腕关节。

无名指对应下肢。近节指关节对应髋关节，中节指关节对应膝关节，末节指关节对应踝关节。

临床取穴时，一般遵循男左女右、同侧对应原则。使用 0.2 mm×25 mm～0.3 mm×40 mm毫针，在对应部位平刺、斜刺或者直刺一针。一般不运针，留针 30~45 分钟。因为手指部扎针比较疼痛，建议尽量 3~5 针解决问题。

典型病例：73 岁阿婆，就诊时间：2021 年 2 月 25 日。因受凉后突发耻骨联合上缘剧烈绞痛 1 小时就诊。既往有冠心病、高血压、糖尿病、脑梗死病史。患慢性胃肠炎 50 余年，无泌尿系统结石病史。血压 150/90mmHg，心率 84 次 / 分。

处理：0.3 mm×40 mm毫针，右中冲、百会深刺。针刺后解大便一次，约 10 分钟后疼痛有缓解。加右手大拇指十宣穴深刺，贴骨刺入 1 寸，留针 30 分钟后疼痛消失，后排出多量腥臭大便而病愈。

我所理解的经络，是指包含现代医学所指的神经系统神经传导、体液循环（包括血液循环、淋巴循环、组织液循环）及目前所未知的人体复杂系统的总称。 接触贾海忠老师的纬脉理论后，我对经络的认知进一步加深，开展针灸临床工作时从中受益良多。

我们在学习基础理论的同时，要不断实践。只有理论联系实践，针灸治疗技术才能不断提高。然而，书山有路，学海无涯。当技术水平达到一定高度的时候，我们又要回归传统，熟读经典《灵枢》《素问》《针灸甲乙经》《针灸大成》等，从而使针灸治疗技术得到更大提升。

一般来说，疼痛性疾病或者其他病症经针刺治疗 3~5 次，治疗效果仍不理想者，要反思是否针刺技术不够精。或者是病情复杂，需结合艾灸、内服中药等治疗，同时要考虑脊柱相关疾病。

脊柱相关疾病的本质是脊柱力学的改变，导致肌肉、筋膜动力平衡失调， 要考虑是否需要整脊等治疗。更要借助现代医学仪器设备，排除机体器质性病变以明确诊断，避免医疗纠纷。

脊柱是我们老祖宗所说的人体非常重要的"龙骨"。中医传统文献《难经》中提到："四伤于筋，五伤于骨。"《医宗金鉴·正骨心法要旨》指出"若脊筋陇起，骨缝必错，则成佝偻之形。当先，揉筋令其和软，再按其骨徐徐合缝，脊始膂直"等，以及"骨错缝、筋出槽"的记载，就是近现代脊柱相关疾病理论确立的雏形。

脊柱相关性疾病，是由于脊柱周围软组织损伤、小关节紊乱、增生退变及脊柱周围组织的无菌性炎症，刺激和压迫脊神经、内脏神经所出现的系列症候群，医学上称这些和脊柱有关的疾病为"脊柱相关性疾病"。脊柱相关性疾病不单引起颈肩痛和腰背痛，还与许多内科疾病的发生有关。20世纪60年代以来，我国最早研究脊柱相关疾病及其临床治疗方法的是广州军区广州总医院的魏征教授和龙层花教授。

颈椎在整个脊柱当中活动度最大最频繁，颈椎病变发病率最高，累及的症状有一百多种，占整个脊柱相关疾病一半以上，常见症状如头痛、头晕、耳鸣、眼花、胸闷、心慌等。

当胸椎出现小关节紊乱，可引起呼吸系统、循环系统、消化系统及泌尿系统相关症候群，常见症状如胸闷心慌等。腰椎的软组织损伤、筋膜挛缩、小关节紊乱则引起泌尿系统、消化系统及生殖系统疾病，常见症状如腰痛腿麻等。骶椎偏歪则引起脊柱侧弯，导致泌尿系统、生殖系统及下肢相关疾病，常见如长短腿等。

脊柱相关疾病的治疗，应在整体观念、辩证施治、因人制宜原则的指导下，应用针灸、按摩、理疗、整脊、牵引、中药、手术等治疗方法。同时更要重视预防，要早期干预。养成正确的坐姿、睡姿，平时不跷二郎腿，不伏案午睡，正确使用枕头，等等。

第三十章　临床高效"土火针"

1998 年夏天的一个上午，族上七哥来找我看病。

七哥住在我隔壁村，六十多岁，高高的个子，平时身体健朗。早几天劳作时不小心摔伤了右膝，当时他只觉得轻微疼痛，行走活动尚可，于是没太在意。然而第二天，膝部明显肿胀，他依然没有引起重视。3 天后，他行走不便，屈膝时疼痛加重，不得已才步行来我处就诊。

我认真细致地给他做了检查：血压 140/80mmHg，心率 80 次 / 分，律齐，无杂音。右膝肿胀明显，局部皮温不高，波动冲击感明显。右下肢无纵向叩击痛，膝关节屈曲明显受限。我告诉七哥，右膝是因为外伤导致局部出血瘀积在膝关节腔。因出血量较多，难以自行吸收，故要做膝关节腔穿刺抽血。积血较少时可能一次穿刺抽吸即可康复，复杂的要做 2~3 次，间隔 5 天左右抽血一次。七哥表示理解，同意做膝关节穿刺。

我给七哥做了普鲁卡因皮试，皮试结果阴性。嘱七哥仰卧于手术台上，局部消毒，铺无菌孔巾。局部麻醉后注射器配 8 号针头，于膝关节外侧髌骨上方梁丘穴处进针，轻松抽吸到共 60mL 淡黑色血液。术后穿刺孔外敷无菌敷料，膝部纱布绷带加压包扎。内服云南白药粉剂、氨苄青霉素胶囊，嘱 5 天后按时复查。

5 天后，没见到七哥来复查。再次见到七哥，是在半年后。见到我，七哥很是高兴。说那次穿刺抽血后，敷料第 2 天就拆掉了，开的药仅吃了两天便完全康复，休息不到 1 周就做事去了。

对于膝关节外伤积血病例，行穿刺抽血后，大多效果理想，一般 1~2 次即可治愈。而对于膝关节炎引起的膝关节积液病例，行穿刺抽液后，好多患者治疗效果其实并不理想。不管是膝关节积血还是积液病例，我现在都是行火针或者电火针点刺，然后用空气罐拔罐，拔出瘀血或者积液，外敷无菌敷料加压包扎。对于膝关节积液患者，效果与之前有天壤之别。每 10 天左右治疗 1 次，一般经 1~3 次治疗即可治愈。

说到火针，我不由想起跟随大舅进修学习时的一件往事。

一天晚上约 11 点，我们接诊了一例急诊患者。人还没进门，他间断的呻吟声就传了进来。患者男性，50 岁，身体健壮，右手使劲地握着左手大拇指。原来患者上午劳动时，大拇指不小心被锤子狠狠地锤了一下，出现剧烈疼痛并甲下血肿。晚上疼痛越来越厉害，故而急诊就医。

我马上给他拍左大拇指 X 线片，未见骨折。大舅问我怎么处理。我虽在外科门诊待了快一年，然而这样的病例还是第一次遇到，我绞尽脑汁也想不出什么好办法来。

这时，只见大舅从抽屉里取出一截白蜡烛，将其点燃。随后，他从抽屉里的无菌盘中找出一个宝贝，那是他自制的"土火针"。用砂纸擦干净"土火针"后，大舅将"土火针"置蜡烛上烧红，然后对准患者充血的大拇指指甲瘀血中心处烧灼。连续 5 次烧灼固定中心点后，患者指甲瘀血中心处被烧穿一个小孔，黑色的瘀血从小孔里流了出来，总量不到 1mL。这时，患者疼痛马上减轻了很多，他非常高兴。

这是我第一次见证火针的神奇疗效。后来临床中，我遇到好几例手指外伤后血肿疼痛厉害的，都会使用这个简单的治疗方法，效果很好，患者很满意。

"土火针"看起来很神奇，其实制作很简单。取家用竹筷 1 根，在其上 40% 处砍断，取其上段。于上段之下端正中剖开约 3 cm 长。取家用较粗缝衣针一根，将缝衣针上端上半部分垂直插入竹筷中间。外用丝线缠扎，牢固固定，即成了一根自制的"土火针"。成本不到 1 块钱，但是应急时可以发挥大作用。现在条件好了，不仅有廉价的钨钢火针，更有安全高效、方便实用的电火针。

传统火针有着2700多年的悠久历史。要想运用火针得到好的治疗效果，必须做到"红、准、快"。

一、火针、电火针的作用

1. 温经通脉

人体气血得热则行，遇寒则凝。火针、电火针可以温通人体阳气，鼓动气血运行，从而达到疏通经络的目的，故而通则不痛。可治疗一切痛症并且具有解痉、除麻、止痒之功。

2. 扶正温阳

火针、电火针借火热之力，直输经络，可激活经气，促进气血运行，温补脏腑阳气。起固本祛邪、驱寒祛湿、化痰降浊之功。

◆土火针

3. 开塞引邪

火针、电火针针刺后可使风、寒、暑、湿、燥、火等外邪从针孔直接排出，使顽疾得以祛除。

4. 以火泻毒

火针、电火针对清除火热毒邪亦有奇效。借火热之力，强开外门，使火毒直接外泄。同时，火针、电火针温通经脉，协助气血运行。气血行，火毒散，故可治带状疱疹等病症。

二、火针、电火针的治疗机制

从西医角度来分析，关于火针、电火针的治疗机制，目前医学界有以下9种学说，即损伤说、激活说、排出说、碳化说、促进说、吸收说、杀菌说、灼断说和协同说。

三、火针、电火针的使用禁忌证

①孕妇禁用，经期禁用，患严重高血压、严重心脏病、严重肺病、严重糖尿病、不明原因急症、恶性肿瘤者禁用；②高热患者、血液病患者、精神疾病患者、精神过度紧张者、饥饿劳累者、醉酒者、体质极度虚弱者、极度惧针者禁用；③大动脉、大静脉、神经干分布处禁用；④眼睛及其他不适合使用火针、电火针部位。

四、火针、电火针的使用注意事项

就患者而言，首先要解除恐惧心理，配合医生施术。施术时尽量平躺，不去注视医生的火针、电火针针具，可有效预防晕针发生。针后不吃生冷鱼腥食物，忌房事。针后 24 小时针口不沾水。经火针、电火针治疗后，当天针孔发红，或针孔有小红点高出皮肤或局部发痒等，是正常反应，不需要特殊处理。

医生运用火针治病时应做到以下几点。

（1）做好患者思想工作，解除患者恐惧紧张心理。

（2）对患者病情有充分详细的了解，术前确定扎哪些经络穴位，扎多深、扎几点、先扎哪里后扎哪里等。

（3）要检查并调试好电火针，以保证其完好。检查火针是否老化，是否清瘀干净，是否固定牢固等，以防术中出现滑针、滞针、断针等情况。

（4）施术前，医生应术野消毒严密。电火针应充分红透后再进针，并且做到快进快出。前后两针间应间隔 3~5 秒，以保证电火针加热红透。出针后应以干棉签按压针孔，可明显减轻针口疼痛。千万不要用酒精棉球按压针孔，因其可加重针口疼痛，并延迟针孔愈合。

（5）针刺较浅者，术后针孔无须特殊处理。针刺较深且用于治疗关节积液或腱鞘囊肿等病症时，术后要行空气罐拔罐并外敷无菌敷料，局部加压包扎。针刺后针孔少量出血者，对疾病治疗有好处，无须特殊处理，可让其血液自行流出，直至自行停止。如出血量大或出血不止，动脉血管呈喷射性出血者，则局部外敷无菌敷料，并加压包扎止血。

第三十一章　电火针疗法

叶老板 50 岁，在新一线城市做建材生意多年。因右膝关节积液，在某三甲医院穿刺抽液并注射玻璃酸钠治疗，效果不理想，经人介绍来我处就诊。

体格检查并右膝部常规消毒后，我在叶老板右膝关节外侧梁丘穴周边，用电火针（配直径 0.6 mm 钨钢火针）点刺 7 下，深度为 15 mm，进入膝关节腔，关节积液马上从针孔流了出来。行局部空气罐拔罐，拔出黄色积液共 50mL。术后外敷无菌敷料，局部加压包扎。嘱 10~15 天治疗 1 次。

然而叶老板忙于生意，总是不能按时复诊。第 3 次就诊时，叶老板说他因为送货已经开车 200 多千米，治疗后还要开车 200 来千米去送货。我有些担心他的治疗效果。然而第 4 次治疗后，叶老板完全康复。其后我追踪观察 5 年，没有复发。

电火针是近年来出现的针具。它是将传统火针安装在一个特定的装置上，然后利用安全的低压电源，将火针加热烤红的一种新型针刺针具。

要想做到火针治疗效果好，必须做到"红、准、快"。电火针在 1 分钟之内发红，红透且保持持久恒定。针刺深浅度 0~18 mm 可调，偏度误差小于 2 mm。一教就懂，一学就会，1 天时间即可完全熟练掌握其使用技巧。而要想完全熟练掌握传统火针，一般需勤学苦练 1~3 年时间。

使用电火针，需注意意外情况的处理与预防。

（1）火针滑脱。原因：电火针固定螺丝松动。预防：养成术前检查针具的习惯。

（2）滞针。是指针体和所刺穴位的软组织黏合在一起，以致针体拔不出来，或者出针不顺利。原因：火针、电火针加热不到位，或者进针出针太慢，或者患者过度紧张，局部肌肉痉挛等。预防：术前做好患者思想工作，解除其恐惧紧张心理，并卧位进行治疗。治疗时火针、电火针烧得红透，并快进快出。

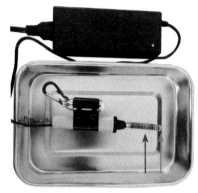

电火针：红热处达 800℃高温，谨防烫伤，前端隔热后温度可降至 40℃

（3）针体弯曲或者断针。原因：多因针体老化或者操作不当所致。预防：及时换针。处理：如针体断端露出体外，用止血钳拔除即可。如断端深入皮下组织，则以手指叉开置于断针两边，然后向下用力按压局部组织，用止血钳夹住露出断端的火针部分并拔除。

（4）针口疼痛。火针、电火针针刺时不应有剧烈疼痛。如出现针口剧烈疼痛，原因多为火针、电火针未完全红透，术者动作迟缓，操作不熟练等。预防：火针、电火针应烧红烧透后进针，并快进快出。出针后以干棉签按压针孔，可明显减轻疼痛或基本不痛。

（5）出血或血肿。用火针、电火针行放血排邪时，出血属正常，勿止。待血色转鲜红后可自行停止。如出血不止，多为凝血功能障碍，应外敷无菌敷料加压包扎。如皮下组织肿胀、疼痛，多为皮下肌肉层出血，亦应外敷无菌敷料，加压包扎，并密切观察。

（6）针口感染。原因：消毒不严格，伤口沾水等。处理：局部外换、内服消炎药品。

（7）晕针。患者出现头晕、目眩、心慌、恶心甚或晕厥。原因：患者过度紧张或者疲劳或放血过多等。处理：置通风处平卧，松开衣领，内服温开水或糖水；遇紧急情况，按人中、内关、合谷、甲根穴等。

使用火针、电火针需注意针刺深浅度。采用火针或者电火针治疗时大多垂直进针。一般成人胸背部针刺深度为 3~5 mm，四肢针刺深度为 5~10 mm。要避开大动脉、大静脉、神经干等。"宁浅勿深""宁失其经，勿失其痛"，凡是毫针不得深刺的部位，火针、电火针都不得深刺之，火针、电火针针刺深度要略浅于毫针。

火针、电火针有其独特的刺法。

（1）点刺法。是火针、电火针最基本的刺法，其他针刺方法都是以点刺法为基础。辨证取穴或针刺经穴、奇穴、阿是穴时多采用点刺法，用以缓解疼痛及治疗脏腑病症。

（2）密刺法。是火针、电火针密集点刺病灶局部的一种方法。每针之间间隔 1 cm 以内。针刺深度以针尖透过皮肤病变组织而接触正常组织为宜。用于治疗增生及角化型皮肤病，如鸡眼、神经性皮炎等。

（3）散刺法。是以火针、电火针疏散地点刺病灶局部的一种方法。一般每隔 1.5 cm 刺 1 针。多用细火针浅刺。可疏通局部气血，用于治疗麻木、瘙痒、拘挛、疼痛等疾病。

（4）围刺法。是以火针、电火针围绕病灶周围进行针刺的治疗方法。进针间隔 1~1.5 cm。进针深浅度视病灶深浅而定，可改善局部血液循环，用于治疗皮肤及外科疾病，如带状疱疹等。

（5）刺络法。用于刺入人体一定部位的血络，放出适量血液的一种刺法。如下肢静脉曲张等。

传统火针针具的分类，按针具粗细分类为粗火针、中粗火针、细火针、毫火针或微火针四类。

（1）粗火针。是指直径为 1.0 mm 或以上的火针。主要用于针刺病灶局部。如窦道、痔疮、淋巴结核、腱鞘囊肿、各种结节等。

（2）中粗火针。是指直径为 0.8~0.9 mm 的火针。使用范围较广。除面部及肌肉较薄的部位，其他穴位都可以使用中粗火针。包括四肢、躯干、压痛点、病灶周围等。

（3）细火针。是指直径为 0.5 mm 的火针。主要用于神经血管较丰富及痛觉敏感部位，如头面部等。老人、儿童及体质较弱者均宜用细火针。细火针可以减轻疼痛。

（4）毫火针或微火针。是指直径为 0.25~0.35 mm 的火针。可以用于脸面各个部位，长于穴位留针。对面神经炎、面肌痉挛、三叉神经痛、痤疮及美容等疗效好。几乎无痛感。

电火针配套传统火针的选择使用，就近现代而言，传统火针疗法工作开展得最好的当属北京的国医大师贺普仁和山西针灸研究所的师怀堂主任医师。贺氏火针的粗火针直径为 0.6 mm，中粗火针直径为 0.5 mm，细火针直径为 0.4 mm。师氏火针则还原了传统"九针"的精髓。

临床治疗中，患者反映直径为 0.8 mm 及以上火针疼痛感较强，患者治疗 1 次后，大都不敢再次接受治疗。直径为 0.6 mm 火针治疗时有点痛，但是多数患者能够接受。同时，直径为 0.6 mm 火针可以满足膝关节积液、腱鞘囊肿等病症治疗的要求。直径为 0.5 mm 以下火针疼痛更轻。故而我们临床上选择直径为 0.6 mm 的粗火针或直径为 0.5 mm 的中粗火针，再配套使用电火针综合施针。因为经常要用细砂纸除去火针上面的碳化物，故直径为 0.6 mm 的粗火针使用一段时间后，就成了直径为 0.5 mm 的中粗火针，治疗时较少疼痛，患者愿意接受多次治疗。

膝关节积液、腱鞘囊肿等病例选用直径 0.6 mm 的粗火针。痛觉特别敏感及体质虚弱者、小孩等选用直径 0.4 mm 的细火针，用 95% 乙醇烧针点刺，基本无痛感。

火针、电火针疗法的选穴方法主要有以经取穴、以痛取穴、以病取穴、辨证取穴、经验取穴 5 种。

（1）以经取穴。是指选取经过病灶经脉的远端穴位。如颈椎病选取足少阳胆经悬钟穴等。以经取穴是火针、电火针疗法远端取穴的主要方法。

（2）以痛取穴。就是选取病变阿是穴。阿是穴以痛点为多。还有移痛点、局部异物点、健侧对应点、背俞穴异物点或疼痛点等。以痛为腧是火针、电火针选穴最重要方法之一。但应用时不应只局限于局部压痛点，要注意反复比较，以求准确。

（3）以病取穴。此法选择不是证，也不是经，而是病，故诊断要清晰明确。其包含肿块类疾病如脂肪瘤、腱鞘囊肿等，皮肤类疾病如带状疱疹、牛皮癣等，脏腑病变如胃脘痛等，官窍病变如关节周围组织疾病等。

（4）辨证取穴。对于复杂病例，则以经取穴、以痛取穴、以病取穴合参应用，相得益彰，则疗效更加明显突出。

（5）经验取穴。指根据医生自己临床经验所得，或者前人经验总结，选取特定穴、特效穴。

火针、电火针的操作使用

（1）术前。a. 与患者充分沟通，消除患者紧张心理。b. 检查并调试好电火针弹簧前端至火针出针孔的距离，一般为15 mm或以上，以防术中高温灼伤术野皮肤。同时调节好电火针针刺深浅度。c. 患者尽量平卧，根据选穴法，确定好针刺经络部位或穴点。如果是穴点，则以指甲掐压十字形标志，其中点为穴点。d. 局部消毒。术野消毒严密，是预防感染的第一步。

（2）术中。a. 让助手与患者进行交谈，分散患者注意力，减少恐惧紧张感。b. 火针、电火针要烧红透，操作熟练，治疗时一般垂直进针，快进快出。出针后即以干棉签按压针孔，可明显减轻针口疼痛。火针、电火针行放血排瘀及治疗脓肿积液等时，应选择低位进针。出血及流液流脓属正常现象，勿止，待血色转红后可自行停止。出血不止者多为凝血功能障碍，应外敷无菌敷料，加压包扎。火针、电火针治疗后局部肿胀疼痛明显者，多为刺到深部肌肉引起出血，亦应局部加压包扎，并密切观察。

（3）术后。火针、电火针治疗后针眼处出现微红、灼热、轻度肿胀、痒，甚或畏冷发热等症状，属于正常现象。症状大多2天左右即可消失，不需特殊处理。术后不要搔抓针口，24小时不沾水，忌房事，忌生冷鱼腥食物等。

（4）疗程。火针、电火针治疗一般隔日1次或者数日1次。对于关节积液、腱鞘囊肿、脂肪瘤等患者可间隔1周以上治疗1次。急性病治疗

3次无效者，应换他法。慢性病以治疗 10 次为 1 个疗程。

火针、电火针疗法广泛应用于疼痛科、骨伤科、外科、内科、妇科、皮肤科、儿科等，可治疗 300 多种病症。尤其对于经其他方法治疗疗效不佳者，运用火针、电火针疗法治疗，更具神奇效果。

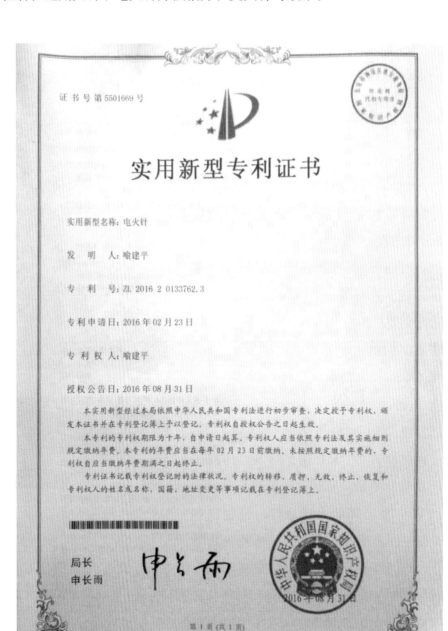

证书号 第 5501669 号

实用新型专利证书

实用新型名称：电火针

发　明　人：喻建平

专　利　号：ZL 2016 2 0133762.3

专利申请日：2016 年 02 月 23 日

专利权人：喻建平

授权公告日：2016 年 08 月 31 日

　　本实用新型经过本局依照中华人民共和国专利法进行初步审查，决定授予专利权，颁发本证书并在专利登记簿上予以登记，专利权自授权公告之日起生效。

　　本专利的专利权期限为十年，自申请日起算。专利权人应当依照专利法及其实施细则规定缴纳年费。本专利的年费应当在每年 02 月 23 日前缴纳，未按照规定缴纳年费的，专利权自应当缴纳年费期满之日起终止。

　　专利证书记载专利权登记时的法律状况。专利权的转移、质押、无效、终止、恢复和专利权人的姓名或名称、国籍、地址变更等事项记载在专利登记簿上。

局长
申长雨

第 1 页（共 1 页）

其各科适用主要病症如下。

（1）骨伤科、疼痛科。颈椎病、肩周炎、网球肘、腰椎间盘突出症、膝关节炎、膝关节积液、扳机指、跟痛症、创伤性关节炎、关节粘连等。

（2）外科。鸡眼、脂肪瘤、腱鞘囊肿、腘窝囊肿、各种脓肿、痔疮、下肢静脉曲张等。

（3）皮肤科。牛皮癣、白癜风、带状疱疹等。

（4）内科。中风偏瘫后遗症、胃痛、水肿、失眠、哮喘、眩晕症等。

（5）儿科。小儿智力低下、遗尿等。

（6）男科。阳痿、早泄、前列腺炎等。

（7）妇科。宫寒、子宫肌瘤、附件炎等。

（8）五官科。过敏性鼻炎、慢性鼻炎、慢性咽炎、口腔溃疡等。

为确保电火针经久耐用，电木不被烧坏，建议每次连续通电时间以3~5分钟为宜。

典型病例 1：某男，12 岁。右足趾足底部多处多发鸡眼，不能行走半年，经多地治疗无效。2019 年 6 月 21 日，行电火针疗法治疗 1 次。小的鸡眼电火针点刺一下，深度 6 mm。较大鸡眼电火针点刺 2~3 下，深度 10 mm。治疗 1 次即完全痊愈。治疗半年后复查，预后良好。

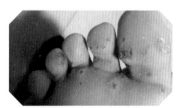

◆ 电火针点刺治疗前

典型病例 2：宋女士，55 岁。因双小腿严重静脉曲张，局部胀痛不适，于 2017 年行双小腿局部电火针治疗，每侧点刺 3~5 点，放血治疗 1 次。待局部喷血自行

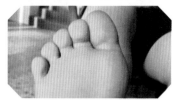

◆ 多发性鸡眼电火针点刺治疗一次后康复，图为半年后照片

停止，局部外敷无菌敷料，纱布绷带加压固定 2 天。嘱每 10 天治疗 1 次，连续治疗 3 次以上。术后 1 周述局部静脉凸出不明显，胀痛感觉明显减轻，未继续治疗。2020 年 3 月因右小腿静脉曲张胀痛明显就诊，再次电火针局部点刺 5 点，喷血时间较长，流血较多，故迅速局部外敷无菌敷料，纱

布绷带加压包扎 2 天。术后 1 周述局部静脉无明显曲张，局部胀痛基本消失，未继续治疗。

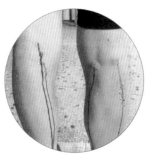 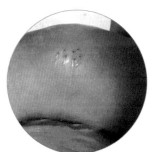 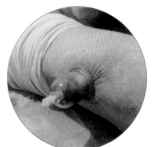

◆下肢静脉曲张电火针点刺放血　　◆膝关节积液电火针点刺后图片　　◆膝关节积血电火针点刺后拔罐

第三十二章　手部的奥秘

　　手部与人体五脏心、肝、脾、肺、肾密切相关，在中医中很早就应用于诊断和治疗相关疾病。

　　1.手与心的联系。中医认为，大脑的精神意识和思维活动都是"心"的表现。《素问·灵兰秘典论篇第八》记载："心者，君主之官，神明出焉。"此神明就是指人思维活动的外在表现，有一部分大脑的功能。《灵枢·本神第八》记载："所以任物者，谓之心。"这里的心指的就是心脏，心是五脏六腑重要的器官。从以上记载可以得知，手主要受心的支配。同时，心主血脉，心血充足，经脉流畅，手也和面部一样红润、光泽。

　　2.手与肺的联系。肺为娇脏，为"魄之处，气之主"。这里的"气"即营气、卫气、宗气，是指人体内的精微物质。这些营养物质靠肺的输布布散全身，使手能够维持正常活动。明代张景岳云："经脉流动，必由于气，气主于肺，故为百脉所朝会。"

　　3.手与脾胃的联系。脾为后天之本。《黄帝内经》记载，"脾生肉""脾主四肢""四肢皆禀气于胃"。脾有运化水谷精微的功能，脾气健旺，化源充足，则肌肉丰满，四肢强劲，手灵活有力。反之则四肢肌肉倦怠无力，手软下垂不能握。

　　4.手与肝的联系。肝主筋，其华在爪。"爪"是手的异称。肝的盛衰可以影响到爪甲荣枯的变化。肝血充盈则爪甲坚韧、光泽、红润。肝血不足则爪甲苍白干枯，变形易脆，筋脉拘挛，屈伸无力。

5.手与肾的关系。肾为先天之本，主骨、生髓、通于脑。肾气充足则骨质坚硬，手足强劲。反之则腰脊酸软，手摄无力。脊髓上通于脑，脑为髓海。肾精充足，髓海满盈，脑的功能就健旺，思维敏捷，反应灵敏。故脑又称为"元神之府"。这与现代医学理论一致。所以人的思维活动除了心主神明，也受肾精支配，故又有"肾主伎巧"之说，故老祖宗所说的"心灵手巧"包含着深刻的哲理。

20世纪70年代，山东大学张颖清教授创立了一门新学科——生物全息学。张教授认为，全息生物学的核心是全息胚学说。人体任一节肢或其他较大的相对独立的部分，在不同程度上是整体的缩影。生物体的每一个组成部分，都隐藏着整个生命最初形态的基本结构特征。根据穴位全息规律，人体任一节肢、任一相对独立的部分，穴位分布都遵循着第二掌骨桡侧相同的立体分布规律。

人体手部第二掌骨体桡侧从远心端的头穴到近心端的足穴，依次排列12个全息穴位：①头穴，②颈穴，③上肢穴，④心肺穴，⑤肝胆穴，⑥胃穴，⑦十二指肠穴，⑧肾穴，⑨腰穴，⑩下腹穴，⑪腿穴，⑫足穴。头穴和足穴连线中点是胃穴。胃穴与头穴连线中点是心肺穴。心肺穴与头穴连线分三等份，从头穴端算起，依次是头穴、颈穴、上肢穴。胃穴与足穴连线分6等份，从胃穴端算起的中间5个点依次是十二指肠穴、肾穴、腰穴、下腹穴、腿穴。各节肢的穴位就分布在各节肢长骨的腹侧。

目前已知人体各长骨节肢及相对独立部分的全息系统穴位达100个以上。在张颖清全息理论提出之前，人类已知的耳针系统、鼻针系统、头针系统、面针系统、舌诊、脉诊及面部色诊等，其实都是人体全息系统。由此而衍生出的现代全息医学，是介于中医学和现代生物学之间的一门新的学科。对人体生物全息的深入研究，可更好地指导临床工作，为疾病的发生、发展、变化、转归、预后提供更有诊疗价值的信息。

手是人体骨骼、关节最多，神经血管最丰富，活动范围最大的肢体，是人体最灵巧的组织。人类生活和工作中，绝大部分活动都由手来完成。

人类手部的灵活运用对大脑、神经、内分泌、循环系统等起到了重要的促进作用。

双手在人体所占比例为全身面积的 5%，但在大脑皮质投影区所占比例高达 25%~30%。由于人体大部分信息都要集中于手部，故全身许多信息如生理、心理、健康、疾病等都能通过大脑在手上反映出来。同时，人体手部有 64 个反射区。手部反射区从生物全息角度来分析，全面反映了人体的脏腑器官及四肢、躯干的健康状况。

手及手腕部传统经络穴位有手太阴肺经：少商、鱼际、太渊、经渠、列缺。手阳明大肠经：商阳、二间、三间、合谷、阳溪、偏历。手少阳三焦经：关冲、液门、中渚、阳池、外关、支沟、会宗。手太阳小肠经：少泽、前谷、后溪、腕骨、阳谷、养老。手厥阴心包经：中冲、劳宫、大陵、内关、间使。手少阴心经：少冲、少府、神门、阴郄、通里、灵道。还有经外奇穴腰痛点、四缝、八邪（董氏奇穴称大叉穴、三叉一穴、三叉二穴、三叉三穴）、十宣、大骨空、小骨空、中魁、中泉、甲根、间谷、灵骨（董氏奇穴）等 40 多个穴位，占全身穴位的 10% 以上。

从人体上肢部一级全息元来看，它是一个以肘为腰、以腕为颈、以手为头的全息元。上肢部手相应于头，劳宫相应于大脑，少府相应于小脑，合谷相应于眼，液门、中渚相应于耳，列缺相应于咽，内关相应于心胸，手三里相应于胃，曲池相应于腰。

根据"同气相求，同经相应，脏腑别通"原理，手阳明大肠经通足阳明胃经，手厥阴心包经通足厥阴肝经，手太阴肺经通足太阴脾经，手少阳三焦经通足少阳胆经，手少阴心经通足少阴肾经，手太阳小肠经通足太阳膀胱经。

手阳明大肠经别通足厥阴肝经，大肠通肝。手厥阴心包经别通足阳明胃经，心包通胃。手太阴肺经别通足太阳膀胱经，肺通膀胱。手少阳三焦经别通足少阴肾经，三焦通肾。手少阴心经别通足少阳胆经，心通胆。手太阳小肠经别通足太阴脾经，小肠通脾。

自改革开放以来，我国针灸行业百花齐放，发展空前。目前，我国民间各种针法已达一百多种，常用及传播广泛的针法也有二十多种。

其中影响力较大的有名老中医张显丞前辈的"手三针，足三针"；彭静山前辈的"眼针疗法"；靳瑞前辈的"靳三针"；国医大师贺普仁前辈的"贺氏针灸三通法"；国医大师石学敏前辈的"醒脑开窍针法"；焦顺发前辈的"焦氏头针疗法"；王文远老师的"平衡针灸"；张心曙老师的"腕踝针疗法"；符仲华老师的"浮针疗法"；齐永老师的"脐针疗法"；李长俊老师的"无极针法"；葛钦普老师的"葛氏掌针法"；薄智仁老师的"腹针疗法"；台湾针灸界前辈董景昌前辈的"董氏奇穴针法"；台湾周左宇前辈的"古典针灸"；柳泰佑博士的"高丽手指针疗法"；郭相华老师的"手骨全息疗法"；余浩老师的"阴阳九针"，等等。以上针法争奇斗艳，各有千秋。

鉴于中国针灸理论深奥难懂，各家针法纷繁复杂，为寻求一种简单易学、高效安全且无痛实用的针法，近年来，我在学习针灸界前辈及同行的针法基础上，结合张颖清前辈生物全息理论，独创出一套以劳宫为中心，以传统经络穴位为基础的手全息针法；以涌泉为中心，以传统经络穴位为基础的足全息针法。初学者在掌握传统经络的九个相应穴位使用技巧后，即可轻松灵活地运用于临床，并获得满意疗效。有针灸穴位基础者，1天即可熟练掌握。无针灸穴位基础者，仅需3天左右便可学会并熟练掌握。为乡村医生、个体医生、临床医生等学习针灸并步入针灸之门提供了捷径。

第三十三章　手全息针法

以劳宫为中心的手全息针法八个穴位为内关、三叉一穴、灵骨、三间（大白）、鱼际（土水穴）、液门（三叉三穴）、后溪（腕顺一穴）、腕骨。其中灵骨、三间属于手阳明大肠经。内关、三叉一穴、劳宫属于手厥阴心包经。鱼际属于手太阴肺经。液门（三叉三穴）属于手少阳三焦经。后溪、腕骨，属于手太阳小肠经。长春中医药大学王富春教授认为，五输穴、原穴、络穴、俞穴、募穴、八脉交会穴、八会穴、下合穴等穴位，都具有全息穴位功能，所以不仅可治疗本经络脏腑疾病，还可以治疗其他经络脏腑疾病。

一、手全息针法相应穴位

1.三叉一穴（董氏奇穴）。食指与中指交叉口中央，握拳取穴，位于手厥阴心包经上。针刺1~1.5寸，局部酸胀，可扩散至手背部。主治：肩痛、背痛、颈项痛、腰痛、胁痛、胃痛、月经不调、崩漏、肺气不足、角膜炎、眼睛酸痛、坐骨神经痛、眉棱骨酸胀痛、视神经萎缩、半身不遂、痿症、心包经疾病、小肠经疾病、下焦疾病等。

2.内关。心包经络穴，八脉交会穴，腕横纹上2寸，两肌腱之间略偏桡侧。握拳取穴，直刺或向桡侧斜刺0.5~1寸。局部酸胀或触电感。主治心悸、胃痛、呕吐、失眠、心包经疾病、小肠经疾病、下焦疾病、上焦疾病等。

3.灵骨（董氏奇穴）。为大肠经穴位，第一和第二掌骨接合处。握拳取穴，合谷穴往肩部方向 1~1.5 ㎝。直刺 0.5~1 寸，局部酸胀扩散至肘部和指端。主治：坐骨神经痛、腰痛、脚痛、半面神经麻痹、半身不遂、骨骼胀大、妇女经脉不调、闭经、难产、背痛、耳鸣、耳聋、偏头痛、经痛、肠痛、头昏脑涨等。本穴有活脑部血气之功，调气补气温阳作用极强。

4.后溪（董氏奇穴腕顺一穴）。小肠经输穴，八脉交会穴，通督脉。微握拳，手掌尺侧赤白肉际处，第五掌指关节后方凹陷处取穴，直刺 0.5~1 寸。主治：肾亏之头痛、眼花、坐骨神经痛、疲劳、肾炎、四肢骨肿、背痛、腰两侧痛、头项疼痛、上肢不遂、目眩、耳鸣、疟疾、癫狂等。

5.鱼际（董氏奇穴土水穴之中央穴位）。为肺经荥穴。微握拳，于第一掌骨中点赤白肉际处，掌面骨边取穴，直刺 0.3~0.5 寸。主治：胃炎、久年胃病、手指痛、手掌痛、手骨痛、咯血、咽喉疼痛、掌心热、鼻部疾患、乳腺疾患、子宫肌瘤等各种肿瘤，等等。

6.三间（董氏奇穴大白）。为大肠经输穴，第二掌指关节桡侧后缘赤白肉际处。握拳取穴，直刺 0.3~0.5 寸，局部麻胀，或向手背放射。主治：小儿气喘、高热、坐骨神经痛、咽喉肿痛、身热胸闷、胆道疾患、风湿行痹等。

7.腕骨。为小肠经原穴，三角骨前缘赤白肉际处。握拳取穴，直刺 0.3~0.5 寸。主治：头痛、耳鸣、黄疸、消渴、颈椎病、落枕、肩痛、网球肘、腕部扭伤等。

8.液门（董氏奇穴三叉三穴）。液门为三焦经荥穴，位于第4、5掌指间，掌指关节前方凹陷中。握拳取穴。一般液门透刺中渚，针刺 0.5~1 寸。局部胀痛 可扩散到手背部。可灸。主治：感冒、头痛、肩痛、五官科疾患、喉痛、耳鸣、心悸、目赤肿痛、荨麻疹、腿痛、眼皮下垂、眼皮沉重、神疲乏力、重症肌无力、头晕、头昏、坐骨神经痛、骨刺、腰酸、腰痛、肾盂肾炎、肾脏病水肿、咽痛、疟疾发热等。

9、劳宫。是手全息中心点，心包经荥穴。位于掌心横纹中，第2~3

掌指关节之后，第3掌骨桡侧边。直刺0.3~0.5寸，局部酸胀可扩散至整个手掌，可灸。主治：心烦善怒、癫狂、小儿惊厥等。三叉一穴、三间针刺时常透刺到劳宫，故一般不单独针刺此穴。

我一般选用0.25 mm × 25 mm ~ 0.25 mm × 50 mm毫针，内关使用0.25 mm × 25 mm毫针，其他穴位使用0.25 mm × 50 mm毫针。临床中，内关与三叉一穴、灵骨与三间、鱼际与后溪、后溪与腕骨，常两两结合使用。一般先针刺内关，后针刺三叉一穴。先针刺灵骨，后针刺三间。先针刺鱼际，后针刺后溪。先针刺后溪，后针刺腕骨。

上面穴位除内关外，其他所有穴位贴骨进针，能够刺到骨膜则尽量刺到骨膜。为什么要刺到骨膜？早在20世纪末生理学家Yangkofusji在生理试验当中发现：骨组织中存在能将刺激信号传到大脑的刺激受体，即骨膜传导系统。临床试验过程中，当在某特定部位刺激骨膜组织后，可产生很多治疗疾病的效应，他由此提出了骨膜刺激疗法。中医文献则源于《灵枢·官针第七》："八曰短刺，短刺者，刺骨痹，稍摇而深之致针骨所，以上下摩骨也。"

针灸治痛止痛，是针灸治病的一项常见功能。针灸为什么能够治痛止痛呢？韩济生院士研究认为，针刺后，可使机体分泌释放一种类似于吗啡的肽类天然治痛止痛物质，即脑啡肽、内啡肽、强啡肽。从而有效提高机体疼痛阈值，起到明显治痛止痛作用。

针刺时尽量卧位取穴。一般以3~5针为宜。

二、针刺禁忌须知

1.过度疲劳者、精神高度紧张者、饥饿者、醉酒、孕妇、经期、年老体弱者、不配合的小孩、精神病患者非稳定期、不信任针灸者等均禁针。

2.出血性疾病、自发性出血损伤后不易止血、手部皮肤感染、溃疡、瘢痕组织及其他不适合手部针灸者禁针。

3.其他特殊情况。

三、治疗原则

①治神守气。②补虚泻实。③清热温寒。④治病求本。⑤三因制宜。

四、针刺补泻

手全息针法，在扎针扎出针感后，一次治疗中，实证仅做弹拨 1~3 次。虚证用留针静止术，留针静止术就是扎出针感后就不管它了。留针静止术是著名针灸学家，华西医科大学黄圣源教授发明的。他根据老子"归根曰静""清静为天下正"，以及《灵枢·官能第七十三》"必端以正，安以静，坚心无解，欲微以留，气下而疾出之，推其皮，盖其外门，真气乃存。用针之要，无忘其神"的理论，结合自己数十年临床经验创造出的特殊手法。具体操作是：轻轻地缓缓地进针，得气后，留针 30~60 分钟。其立意在补，在养阴，在养阴基础上扶阳。*虚实怎么辨呢？辨虚实，脉为先，脉是最重要的。细而弱就是虚，大而有力就是实。不管浮沉，就根据细弱和大而有力来判断。*

在治疗中风偏瘫时，内关针刺扎出针感后，做弹拨 3 次。治疗其他疾病时一般不做弹拨。以上针法，轻症留针 30 分钟，重症留针 60 分钟。留针同时，痛症患者主动或者被动活动患肢或者患处（导气作用）。1 天 1 次，十次为 1 个疗程。1 个疗程后休息 3 天，再做下一个疗程的治疗。

五、针刺组方选穴

手全息针法均健侧取穴，半握拳取穴。取穴原则如下。

1. 本经取穴

穴位不只有近治作用，十二经脉中位于肘膝以下的经穴，远治作用尤为突出。这就是"经脉所过，主治所及"规律的反映。同一经脉的不同经穴，可以治疗本经相同病症。如手太阴肺经的尺泽、孔最、列缺、鱼际，均可以治疗咳嗽气喘等肺经疾患。故有"宁失其穴，勿失其经"之说。手全息针法中，肺经疾患，取鱼际。心包经疾患，取内关、三叉一穴等。

2. 同名经取穴

指某经脉或其所属的脏腑器官发生疾病，可取与其经络名称相同的另一经脉上的穴位进行治疗。根据名称相同的经脉上下相通的原理而来，即"同声相应，同气相求"。如头项痛、背痛，属足太阳膀胱经病，可取手太阳小肠经后溪治疗。足少阳胆经足临泣处疼痛，可取手少阳三焦经液门透中渚治疗。

3. 别通经取穴

从中医脏腑别通理论来说，肺与膀胱、脾与小肠、心与胆、肾与三焦、肝与大肠、心包与胃相别通。在脏腑别通的基础上，可以互相治疗相通脏腑的疾病。因肺与膀胱别通，故针鱼际穴可治膀胱经所行之背痛等，是肺与膀胱别通的应用。

4. 表里经取穴

十二经脉的表里关系：手太阴肺经与手阳明大肠经相表里；手厥阴心包经与手少阳三焦经相表里；手少阴心经与手太阳小肠经相表里；足阳明胃经与足太阴脾经相表里；足少阳胆经与足厥阴肝经相表里；足太阳膀胱经与足少阴肾经相表里。

由于相互络属于同一脏腑，相为表里的两条经脉的衔接加强了联系，相为表里的一脏一腑在生理功能上互相配合。在治疗上，相为表里的两条经脉的腧穴可交叉使用，如肺经的穴位鱼际可以治疗大肠或大肠经疾病。

5. 经验取穴

穴位有其特异性，如针刺内关，既可以治疗心率过快，也可以治疗心率过慢。我们也可以学习针灸前辈针灸穴位经验心得，如杨维杰前辈治疗颈肩腰腿痛用得最多穴位组合就是灵骨、大白。如我们针刺后溪，不但治疗督脉疾病效果好，而且治疗咽喉疼痛立竿见影。

六、用针取穴

1. 一针取穴法。《素问·至真要大论篇第七十四》"诸痛痒疮，皆属于心"。故不管任何疾病，可先针内关。用0.25mm×25mm~0.25mm×30mm套管针下针，出现酸麻胀或触电感。适用于呕吐、神经官能症、癔症、失眠、皮肤病、各种肿毒、围绝经期综合征、冠心病、胸闷、心率过快或过慢、胸外伤疼痛、男女下焦疾病、上焦及头部疾病、小肠经及肾经疾病等。

2. 两针取穴法。内关、三叉一穴；灵骨、三间；腕骨、液门；鱼际、后溪等组合。

3. 三针取穴法。凡风湿筋骨疼痛者，先针内关，再针灵骨、三间。如为子宫肌瘤、各种肿瘤、鼻炎者，先针内关，再针鱼际、后溪。

4. 四针取穴法。取四正穴，内关、三叉一穴、灵骨、后溪。治疗肾、心、肝、肺等疾患，为人体"十全大补"取穴方法。或四隅穴，即鱼际、三间、液门、腕骨。

5. 五针取穴法。先取内关，再取手部四隅位的鱼际、三间、液门、腕骨。主治消化系统疾患。

6. 六针取穴法。内关、三叉一穴；灵骨、三间；鱼际、后溪；腕骨、液门，相辅相成，配合取穴。

手全息针法，安全高效，方便实用，基本无痛。可单独使用，也可结合其他针法灵活使用。

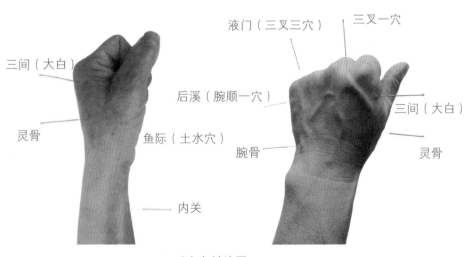

◆手全息针法图

第三十四章　足全息针法

卢女士，35岁，略胖，因闭经3个月，她心急如焚，四处求医，皆无效果。后经朋友介绍，抱着病急乱投医的心态找我扎针。

我认真询问病情后，让她仰卧位躺下，随即在其右足给扎足全息针法。针太溪、太冲、公孙、太白。太溪、太冲扎出触电针感，留针30分钟。

次日，卢女士即来例假。她在电话里笑声爽朗，说做完针灸那会，她还对扎针时的触电感心有余悸，并且疑惑扎针治疗闭经到底有没有用。没想到病好得如此之快，她连声赞叹针灸的神奇效果！

中医认为，足与人体五脏六腑、四肢百骸都有极为密切的关联。人之有足，犹如树之有根。树枯根先竭，人老脚先衰，长寿始于足。足太阴脾经、足阳明胃经、足太阳膀胱经、足少阴肾经、足厥阴肝经及足少阳胆经6条经络都通过足部。足底涌泉是人体四大长寿穴之一，属足少阴肾经。经常按摩或艾灸涌泉，可以起到补脑益肾、益智安神、活血通络、强身健体等作用，足称为人体"第二心脏"。

人体下肢一级全息元，是以膝为脐、以踝为颈、以足为头的全息元。足部相应于头，太冲相应于眼，足临泣、地五会相应于耳，照海相应于咽，三阴交相应于胸，阳陵泉相应于胁，足三里相应于胃，曲泉相应于脐，委中相应于腰，血海、伏兔相应于小腹。

足及足踝部传统经络穴位有足太阴脾经：隐白、大都、太白、公孙、商丘。足阳明胃经：厉兑、内庭、陷谷、冲阳、解溪。足少阳胆经：足窍阴、侠溪、地五会、足临泣、丘墟、悬钟。足太阳膀胱经：至阴、通骨、束骨、京骨、金门、申脉、仆参、昆仑、跗阳。足厥阴肝经：大敦、行间、太冲、中封。足少阴心肾经：涌泉、然谷、太溪、大钟、水泉、照海、复溜、交信。加上经外奇穴气端、八风、趾根、独阴共 40 多个穴位，占全身穴位的 10%。

在足全息的八个穴位中，公孙、太白属于足太阴脾经。太溪、然谷属足少阴肾经。太冲属于足厥阴肝经。足临泣属于足少阳胆经。束骨、京骨属于足太阳膀胱经。根据"同气相求，同经相应，脏腑别通"原理，足太阴脾经通手太阴肺经，足少阴肾经通手少阴心经，足厥阴肝经通手厥阴心包经，足少阳胆经通手少阳三焦经，足太阳膀胱经通手太阳小肠经，足阳明胃经通手阳明大肠经。

足阳明胃经别通手厥阴心包经，胃通心包。足太阳膀胱经别通手太阴肺经，膀胱通肺。足厥阴肝经别通手阳明大肠经，肝通大肠。足太阴脾经别通手太阳小肠经，脾通小肠。足少阴肾经别通手少阳三焦经，肾通三焦。足少阳胆经别通手少阴心经，胆通心。故足全息八个穴位，可以通治全身脏腑经络疾病。

足全息针法穴位如下。

1. 太冲（董氏奇穴火主穴）。肝经输穴、肝经原穴。第 1、2 跖骨间，跖骨底结合部前方凹陷中。直刺 0.5~1 寸。局部酸胀或麻，向足底部放射，可灸。主治：难产、骨骼胀大、心脏病引起的头痛、肝病、胃病、神经衰弱、心脏停搏、手脚痛、子宫炎、子宫肌瘤、咽喉肿痛、巅顶头痛、咽痛、失眠、疝气、遗尿、胸胁痛、月经不调、痛经、下肢无力、惊风、癫痫、肝经疾病、胆经疾病、头部疾病、心脑血管疾病、泌尿系统疾病、生殖系统疾病等。

2. 太溪（董氏奇穴水相穴）。肾经输穴，肾经原穴。内踝尖与跟腱之间凹陷中，直刺 0.5~1 寸。局部酸胀或触电感传至足底，可灸。主治：肾炎、四肢浮肿、肾亏而引起的腰痛、脊椎骨痛、妇科产后风、白内障、小便不利、遗尿、水肿、遗精、阳痿、月经不调、失眠、健忘、头痛、头晕、牙痛、

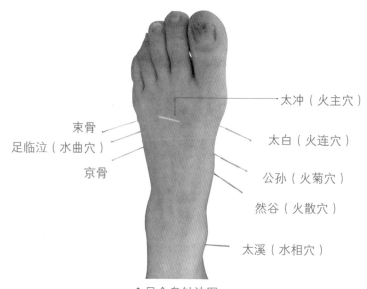

束骨

足临泣（水曲穴）

京骨

太冲（火主穴）

太白（火连穴）

公孙（火菊穴）

然谷（火散穴）

太溪（水相穴）

◆足全息针法图

耳鸣虚劳、消渴、腰膝酸软、足痛、肾经疾病、膀胱经疾病、泌尿生殖系统疾病、心脑血管及头部疾病等。

3. 公孙（董氏奇穴火菊穴）。脾经络穴，八脉交会穴，通冲脉。当第1跖骨底的前下缘赤白肉际处，太白穴后1寸。直刺0.5~0.8寸，深刺可透涌泉。局部酸胀可扩散至足底。可灸。主治：手发麻、心跳、头晕、脚痛、高血压、头脑胀、眼晕、眼皮发酸、颈项扭转不灵、呕吐、胃脘痛、痢疾、水肿、心烦、失眠、心悸、嗜卧、脾经疾病及胃肠疾病等。

4. 束骨。膀胱经输穴，第5跖趾关节外侧后方，赤白肉际。直刺0.3~0.5寸，局部酸胀，可灸。主治：头痛、目赤、痔、下肢后侧痛、膀胱经疾病、肾经疾病等。

5. 然谷（董氏奇穴火散穴）。为肾经荥穴，内踝前下方，舟骨粗隆前下方凹陷赤白肉际处。直刺0.5~1寸，局部酸胀可传至足底，可灸。主治：头痛、脑胀、眼角痛、肾亏、头晕、眼花、腰酸、背痛、月经不调、胸胁胀痛、乳腺疾患、鼻部疾患、肾经疾病、膀胱经疾病及各种肿瘤等。

6. 太白穴（董氏奇穴火连穴）。为脾经输穴、原穴。足内侧，第1跖趾关节后方凹陷赤白肉际处。直刺0.3-0.5寸，局部麻胀，可灸。主治：血压高引起的头晕眼花、心悸、心脏衰弱、胃痛、腹胀、呕吐、泄泻、身体沉重、骨节疼痛、脾经疾病及胃经疾病等。

7.京骨。膀胱经原穴，第5跖骨粗隆前下方赤白肉际处。直刺0.3~0.5寸，局部酸胀可扩散至足底，可灸。主治：头痛、眩晕、腰腿疼痛、膀胱经疾病、肾经疾病等。

8.足临泣（董氏奇穴水曲穴）。胆经输穴，八脉交会穴之一，通带脉。第4、5跖骨底结合部的前方，小趾伸肌腱外侧。直刺0.5~0.8寸，局部酸胀，可向足趾端放散，可灸。主治：腰痛、四肢浮肿、腹胀、颈项痛、妇科子宫疾病、头晕目眩、目赤肿痛、咽肿、耳聋、胁肋痛、胆经疾病、肝经疾病等。

9.涌泉。是足全息中心点，肾经井穴。屈足卷趾时，足底前1/3凹陷中。直刺0.5~1寸，局部有酸胀或扩散至整个足底部，可灸。主治：癫痫、惊风、头痛、咽干、咳喘、小便不利、难产。足全息针法中常离位太冲透涌泉，一般不单独针刺涌泉。

我一般选用0.25 mm×25 mm~0.25 mm×50 mm毫针。太溪使用0.25 mm×25 mm毫针，其他穴位使用0.25 mm×50 mm毫针。临床中，太溪与太冲、公孙与太白、然谷与束骨、束骨与京骨，常两两结合使用。一般先针刺太溪，后针刺太冲。先针刺公孙，后针刺太白。先针刺然谷，后针刺束骨。先针刺束骨，后针刺京骨。

针刺时卧位取穴，一般以3~5针为宜。

针刺禁忌须知、治疗原则、针刺补泻、取穴组方参照手全息针法。

足全息针法可单独使用，也可结合手全息针法灵活使用，从而提高针灸治疗效果。使用足全息针法治疗颈肩腰腿痛重症时，应以手全息针法为主，以足全息针法为辅。

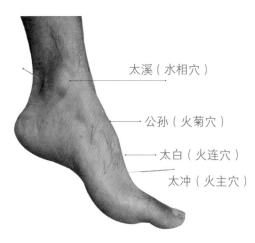

太溪（水相穴）

公孙（火菊穴）

太白（火连穴）

太冲（火主穴）

◆足全息针法图

第三十五章　常见疼痛症的治疗

疼痛是一种感觉，是人体接受体内外的刺激后产生的一种痛苦的感觉反应。中医认为，痛症的病因主要是外感六淫、内伤七情、不内外因三类。疼痛的病理变化实质是气血运行障碍。

疼痛的性质有酸痛、重痛、满痛、绞痛、扭痛、痞痛、切痛、引痛、跳痛、刺痛、冷痛、热痛、掣痛、隐痛、空痛等。一般而言，疼痛部位不能按压或触碰且脉搏跳动有力者为实证。疼痛部位喜按且脉搏跳动无力者为虚证。针灸治痛可以通过三大途径来实现，从而阻断恶性循环。

①病因治疗：纠正和消除气血瘀滞、运行障碍的因素。②病机治疗：通经络、调气血，改善气血运行状态。③症状治疗：宁心移神，阻断恶性循环。

三者相辅相成，共同发挥作用。但"通经络、调气血"是解除疼痛的关键，在针灸治疗中起着决定性作用。具有全身性镇痛效果的常用穴位有内关、合谷、中渚、后溪、手三里、曲池、阳陵泉、足三里、三阴交、太冲、内庭、足临泣12个穴位。下面选择性地介绍5种疼痛类疾病的治疗，以期举一反三。

一、颈椎病

颈椎病又称颈椎综合征，是运动系统慢性损伤性疾病。指参与颈部运动的组织结构，因反复机械运动等受到损害，表现出相应症状和体征的一组疾病。如颈椎椎间盘突出、颈椎退行性病变等。好发年龄为50岁左右，如今30~40岁人群患病已相当普遍。

颈椎病主要分为颈型（落枕型）、椎动脉型（眩晕型）、神经根型（痹痛型）、交感神经型（五官型）、脊髓型（痿证型、瘫痪型）5型，其中以神经根型及颈型最为多见。

颈型颈椎病主要症状：颈肩疼痛沉重、上肢麻木无力、头痛头晕。神经根型主要症状：疼痛多为麻痛、灼痛或酸痛，颈部活动障碍，甚者手麻影响工作。椎动脉型主要症状：头痛、眩晕、恶心、呕吐、记忆力下降。颈椎病发作或症状加重，与颈部转动有关。交感神经型主要症状：烦躁、失眠多梦、头痛、眩晕、口干、心律失常、血压不稳等。脊髓型主要症状：先下肢麻木疼痛、发抖无力、踩棉花样感觉。后上肢发麻、握力减弱。

五型颈椎病中，除脊髓型比较麻烦，通常治疗效果不好，且不能按摩、不能整脊外，其他治疗效果都相对比较好。得了颈椎病，要怎样做才是正确有效的治疗呢？

1. 颈肩部艾灸、推拿、理疗，外贴散寒止痛、通经活络膏药。艾灸、按摩、理疗及膏药外用可以促进颈肩部血液循环，利于经络疏通。主要穴位：百会、肩井、风池、风府、大椎、颈夹脊等。

2. 药酒内服或外搽。如冯了性风湿跌打药酒，骨刺消痛液等。或当归、川芎、红花、威灵仙、伸筋草、杜仲、牛膝、苏木、乌梢蛇、蜈蚣等通经活络补肝肾的中药材泡酒，内服或外搽颈肩部。

3. 针灸。针灸对疼痛有立竿见影的效果。手全息针法用穴：内关、三叉一穴、灵骨、三间。病在手少阳三焦经、足少阳胆经者，加液门透中渚。病在手太阳小肠经、足太阳膀胱经者，加后溪、腕骨，一般一次特效。症状较重者，加针足全息针法：太溪、太冲、公孙、太白。病在足少阳胆经、手少阳三焦经者，加足临泣。病在足太阳膀胱经、手太阳小肠经者，加束骨、京骨，一般效果明显。

4. 局部刮痧后刺血拔罐。成人痛点用23号采血针局部点刺后拔罐。

针刺深度约5mm，然后空气罐拔罐拔出瘀血，效果很好。要注意避开颈动脉，安全第一。

5. 局部火针、电火针点刺，一般每穴点1~3下，多用于痛点。亦可点刺双心俞、双肝俞、双肾俞及内侧华佗夹脊穴。

6. 中药内服。颈型、椎动脉型、神经根型、交感神经型：独活寄生汤加升麻、葛根内服，一般5~10服可见效。也可内服关幼波教授骨质增生方加升麻、葛根，加虫类中药如乌梢蛇、蜈蚣、全蝎，效果理想。脊髓型颈椎病：方用复元活血汤加圣愈汤。

7. 牵引与整脊。颈椎牵引能解除神经、血管、脊髓压迫，利于组织复位，促进血液循环，松解粘连，快速缓解临床症状，恢复机体正常功能。整脊民间有高手，效果很好。2018年正月，我有过亲身体验，感觉极为舒服。没有扎实的医学基础的不要搞整脊，怕搞出颈椎骨折或脱位。患脊髓型颈椎病者不能整脊。

8. 西医西药治疗。

典型病例：某会计，女，70岁。患颈椎病椎动脉型多年，劳累后偶发头晕。给手全息针法，针内关、三叉一穴、灵骨、三间，头晕症状减轻。加针印堂、神庭透上星，头晕又有明显减轻。

二、肩周炎

肩关节周围炎，简称肩周炎。古称"冻结肩""肩凝风""五十肩""漏肩风"等。肩周炎分广义和狭义两种。广义的肩周炎，包括肩关节周围所有软组织的无菌性炎症，如肱二头肌肌腱炎、肩峰下滑囊炎、冈上肌肌腱炎等。狭义的肩周炎就是指五十肩、冻结肩、漏肩风。

病因：因年老体衰，肝肾亏虚，气血不足，又机体感受风寒湿邪，过度劳损，致筋脉失于濡养；或局部长期过度牵拉、挤压，导致局部缺血性病理损害。

诊断：

①多见于50岁左右，女性多于男性。起病缓慢或急性起病。无外伤史，或外伤一段时间后出现。②局部压痛，活动受限。不能上举、外展或者后伸患肢。不能洗脸、刷牙、摸背等。夜间疼痛，影响睡眠。③病程较长者肩部肌肉萎缩，肌肉僵硬痉挛。④X线片检查可见肌腱钙化，骨质疏松。

辨证：中医辨证分型主要是寒湿侵袭型、气滞血瘀型、气血虚弱型和肝肾亏损型。

针灸主要是经络辨证。上肢不能往前方上举者，病在手阳明大肠经。上肢不能外展者，病在手少阳三焦经。上肢不能往后方上举者，病在手太阳小肠经。

1. 局部理疗、艾灸、膏药外敷等。

2. 针灸，健侧取穴。手全息针法：病在手阳明大肠经，取内关、三叉一穴、灵骨、三间。病在手少阳三焦经，取内关、三叉一穴、灵骨、三间、液门透中渚。病在手太阳小肠经，取内关、三叉一穴、灵骨、三间、后溪、腕骨。重症加足全息针法：病在手阳明大肠经，取穴太溪、太冲、公孙、太白。病在手少阳三焦经，取太溪、太冲、公孙、太白、足临泣。病在手太阳小肠经，取太溪、太冲、公孙、太白、束骨、京骨。

还可以健侧肩髃透极泉（倪海厦），或指骨全息针法治疗（郭相华），或健侧条口透承山、阳陵泉透阴陵泉、足三里。

3. 患侧循经刺血或者局部刺血拔罐。病在手阳明大肠经，中冲、商阳点刺放血。病在手少阳三焦经，取中冲、关冲点刺放血。病在手太阳小肠经，取中冲、少泽点刺放血。或在局部疼痛点以23号采血针点刺3~5下，再空气罐拔罐，拔出瘀血。

4. 局部火针、电火针点刺。亦可点刺双心俞、双肝俞、双肾俞内侧华佗夹脊穴。

5. 中药舒筋软坚汤、独活寄生汤内服，或关幼波教授骨质增生方加虫类中药内服，疗效满意。

6. 西医西药治疗。

经系统治疗 3~5 天效果不理想者，要考虑颈椎病所致，病根一般在颈 4/5 椎至颈 6/7 椎之间。针灸扎颈 5 纬、颈 6 纬、颈 7 纬。

典型病例：李师傅，59 岁。就诊日期：2013 年 11 月 2 日。双肩关节疼痛无力 2 个月，右侧重于左侧。伴右肩背疼痛 1 周。手全息针法（左侧）：内关、三叉一穴、灵骨、三间、后溪、腕骨。嘱活动双肩，疼痛减轻。加针左听宫，右肩背疼痛又有减轻。次日复诊，述疼痛已较前减轻 70%，续前针灸治疗，双肩及右肩背疼痛再次减轻。

三、网球肘

网球肘是肱骨外上髁炎的俗称，指肱骨外上髁周围组织的慢性损伤性肌筋膜炎及滑囊炎引起的无菌性炎症。好发于网球运动员，30~50 岁青壮年多见，右侧多于左侧，男性多于女性。

病因：

因长期劳累或局部外伤后导致局部组织受到牵拉刺激，发生部分纤维的撕裂和慢性炎症增生变化。

诊断：

1. 起病缓慢，逐渐加重。无明显外伤史，多发生于经常进行前臂旋转或肘关节屈伸活动时。

2. 局部无红肿，有时在外上髁处可扪及增生性隆起，局部压痛，有敏感的压痛点。

3. 在前臂屈伸及旋转或握拳时疼痛更明显。并向下放射，严重时握物无力。

治疗：

1. 针灸，健侧取穴。手全息针法：内关、三叉一穴、灵骨、三间，加曲池、手三里。一般一次见效。或足全息针法：太溪、太冲、公孙、太白，加冲阳、外膝眼。

2. 局部采血针点刺放血拔罐，一般一次见效。

3. 顽固性疼痛患者局部火针、电火针点刺 3~5 点，要注意避开神经。亦可点刺双心俞、双肝俞、双肾俞内侧华佗夹脊穴。

4. 局部外敷活血止痛膏药，内服中药舒筋软坚汤，或关幼波发明的骨质增生方。

5. 西医西药治疗。

经系统治疗 3 次但疗效不明显者，要考虑颈椎病引起，病根一般在颈 5/6 椎。要在颈椎部寻找结节及压痛点、反应点刺血拔罐。或手阳明大肠经寻找结节、反应点、压痛点，然后刺血拔罐，或扎颈 6 纬，一般疗效明显。

典型病例：某女，50 岁。因晚上长期抱孙儿睡觉致右肘疼痛半年，加重 1 个月。体格检查：右肱骨外上髁明显压痛，肘部活动受限。给手全息针法（左侧）：内关、三叉一穴、灵骨、三间。嘱活动患肘，疼痛无明显减轻。加针左手三里、左曲池，疼痛仍无明显减轻。给同经相应针法（足阳明胃经对应手阳明大肠经），左股骨外上髁对应点区韧针点刺，疼痛仍无减轻。给手骨全息针法，加针示食指桡侧中节关节缝处，右肱骨外上髁疼痛明显减轻。

四、腰椎间盘突出症

腰椎间盘突出症是腰腿痛主要原因之一，大多发生在腰椎 4/5 与腰 5/骶 1 两个间隙，是因腰椎间盘纤维环破裂，髓核突出压迫腰骶神经而产生的症候群。好发于青壮年，多为单发，男性多于女性。本病属于中医古籍中所称的"腰脚痛"范畴。

诊断要点：

1. 好发于 20~40 岁青壮年。

2. 有长期腰腿痛病史，或时作时休，反复难愈，直腿抬高实验阳性。

3.X 线片及 CT、磁共振支持诊断。

鉴别诊断：

1. 急性腰扭伤。

2. 脊椎结核。

3. 腰椎恶性肿瘤。

4. 腰椎管狭窄症。

5. 强直性脊柱炎。

治疗方法：

1. 卧床休息，骨盆牵引。牵引后如出现疼痛加剧，则不再牵引。

2. 艾灸、理疗、推拿、膏药外敷。

3. 针灸治疗。针灸原则：远端取穴、健侧取穴、循经取穴、经验取穴。疼痛明显者，结合针灸治疗，绝大部分有立竿见影的效果。手全息针法健侧取穴：内关、三叉一穴、灵骨、三间（右腰）、后溪（左腰）。一般针入痛减。如果疼痛依然严重，加足全息针法，针健侧太溪、太冲、公孙、太白（右腰）、束骨（左腰），疼痛马上减轻或基本消失。也可针健侧手三里（临床当足三里用），伏兔（贺普仁经验穴）。坐骨神经痛明显者，针健侧"坐骨点"（靳瑞前辈经验穴）、承扶、委中、合阳、承山，一般1次见效。针灸1日1次，连针5~10天。

4. 整脊。患者侧卧，面朝医生，头部枕平。上侧上肢手掌握后枕部。贴床下肢伸直，上侧下肢屈曲，上身向后旋。术者一手置患者上方肩部，一手置患者臀部，双掌同时持续均衡用力，维持患者身体后旋牵拉状态3分钟后，突然加大后旋及牵拉力量，一侧腰椎整脊复位完成。患者坐起，换床的另一头躺下，面向医生，同样方法整脊复位另一侧腰椎（年龄较大、心脑血管疾病严重、骨质疏松、腰椎管狭窄、腰椎肿瘤及未做腰椎CT或磁共振检查等患者，不要做腰椎整脊复位）。

5. 局部刺血拔罐。刺血笔成人配23号刺血针，针刺深度约5 mm，局部点刺5~9下。然后空气管拔罐，回抽2~3下。局部拔出瘀血。

6. 火针、电火针疗法。每穴点刺1~3下，可循经取穴，经验取穴，重点是阿是穴，点刺双心俞、双肝俞、双肾俞内侧华佗夹脊穴。

7. 内服中药治疗。关幼波教授发明的骨质增生方加虫类中药，独活寄生汤加减等。

8. 穴位埋线治疗。埋线后个体反应差异较大。临床症状严重者可考虑穴位埋线。所选穴位有太冲、阳陵泉、伏兔、合谷、手三里、阿是穴等。

9.西医西药治疗。

典型病例：江先生，54 岁。就诊日期：2020 年 5 月 28 日。因左大腿上段外侧、左小腿下段和左踝部疼痛，不能行走 1 周就诊。三甲医院磁共振检查示腰椎退行性变，L2/3，L3/4，L4/5 腰椎间盘突出，L5/S1 椎间盘脱出。行指骨全息针法针灸 1 次，疼痛减轻 50%，可步行十多步。同时嘱内服根痛平、藤黄健骨丸、伸筋片。第 2 次、第 3 次、第 4 次针灸后，疼痛在第 1 次基础上略有减轻，不再针灸。嘱内服关幼波教授发明的骨质增生方中药 5 服：白芍 30g、寄生 10g、续断 10g、威灵仙 10g、当归 10g、川芎 10g、木瓜 10g、延胡索 10g、淫羊藿 20g、乌梢蛇 10g、蜈蚣 1 条、甘草 10g，1 日 1 服。述服药 3 服后疼痛有减轻，服药 5 服后疼痛明显减轻，可步行 100m 以上。续内服中药 3 服而愈。

五、膝关节退行性关节炎

该病又称肥大性膝关节炎、膝关节骨关节炎，好发于中年女性。

病因：

中年以后，肝肾之气渐衰，气血失和，筋骨失养。又长期负重，关节磨损。加之风寒湿邪内侵，肥胖，导致局部络脉痹阻。最新西医理论认为，最主要的原因是膝关节周边骨骼及软组织微循环障碍。

诊断：

1.在人体所有的关节中，膝关节是退行变性最早发生的关节。中年以后发病，肥胖女性多见，无明显外伤史。

2.病程较长，反复发作。早期表现为关节酸痛或僵硬感。初起活动时明显，稍微活动后改善，过多活动后症状加重。

3.晚期可见膝关节增生变粗，膝内翻畸形，关节积液或活动受限，活动时有摩擦感。

4.X 线片可见关节间隙变窄，关节边缘出现唇状骨质增生。

治疗：

1. 艾灸、理疗，外敷膏药。

2. 针灸。手全息针法健侧取穴：内关、三叉一穴、灵骨、三间。外侧疼痛者，加液门透中渚；腘窝疼痛者，加后溪、腕骨。或足全息针法：太溪、太冲、公孙、太白。外侧疼痛者，加足临泣；腘窝疼痛者，加束骨、京骨。或健侧膝五针：足三里、阳陵泉、内外犊鼻、鹤顶。或针第4腰椎棘突下双侧夹脊、跟腱。

3. 局部采血针点刺放血拔罐。

4. 局部火针、电火针点刺。或可点刺双心俞、双肝俞、双肾俞内侧华佗夹脊穴。

5. 中药内服。舒筋软坚汤、独活寄生汤，或关幼波教授骨质增生方加虫类中药内服。

6. 西医西药治疗。

典型病例：袁先生，50岁。就诊时间：2014年6月1日。右膝关节疼痛，屈伸不利1周。既往有膝关节退行性关节炎病史。手全息针法（左手），内关、三叉一穴、灵骨、三间。嘱活动患肢，述疼痛明显减轻。加针左足三里、左阳陵泉透阴陵泉、内犊鼻、外犊鼻、鹤顶。嘱再活动患肢，疼痛减轻80%以上。

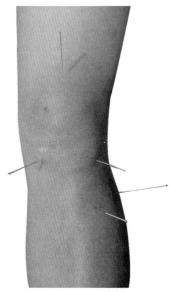

◆膝五针：阳陵泉透阴陵泉、足三里、内犊鼻、外犊鼻、鹤顶

第三十六章　针灸入门一日通

我们人体有 400 多个常用穴位，而 20% 的重要穴位可以治疗人体 80% 的病症。对于初入门者，学习并掌握好重要穴位中常用的 30 个左右的安全精华穴位，便可以满足家庭养生保健及急症痛症的治疗需求。穴位及针灸零基础的朋友，只需通过 1 天的系统学习，即可轻松步入神奇的针灸之门。

首先，通过背诵朗朗上口的歌诀，可以帮助我们更快地记住穴位名称或功能主治。同时我们可以一边背诵学习，一边在自己身体穴位上按摩，先用套管针扎针体验，才可以扎手扎脚，扎肘关节及膝关节以下穴位。扎针后捻转提插，以得气为度。因为只有先动手实践，才有感受和体会。有体会了，我们再回头学习针灸理论，以点带面，才可以进步得更快。

第一步　四总穴

四总穴是将全身十四经络所属数百穴的功能主治归纳为四个穴位，故称四总穴。四总穴及足三里详细内容见《我和足三里穴的故事》。

歌诀为：

肚腹三里留，腰背委中求。

头项寻列缺，面口合谷收。

一、足三里

详见《我和足三里穴的故事》。

二、委中

委中是足太阳膀胱经合穴，位于腘窝部。俯卧，于腘横纹正中取穴。针刺时避开搏动的腘动脉。委中可推拿，可刺血，可拔罐，可针灸，少艾灸。直刺 0.5~1.0 寸，局部酸胀或触电针感。

委中刺血，拔罐，针灸治疗腰背疼痛效果很好。委中刺血拔罐对于顽固性皮肤病、湿疹、皮肤瘙痒症等效果明显。委中针刺还可用于治疗腹痛、腹泻等腹部不适。针刺时有时有触电感传到足底。出现这种针感疗效更佳，这时针灸针要稍微退出一点儿。

临床主治：肢体病症，消化系统病症，神志病症，外科疾病等。

三、列缺

详见《我和列缺穴的故事》。

四、合谷

合谷是手阳明大肠经原穴，位于我们的掌部虎口。具体取穴方法：在手背部第 1、2 掌骨之间，平第 2 掌骨中点处。也即拇指示指并拢时肌肉隆起的最高点处。合谷可推拿，可刺血，可扎针。孕妇禁针。直刺 0.5~1.0 寸，局部有酸胀感。

临床主治：本经所过及头面五官病症、骨外科各种痛症、内科病症及神经系统病症。

第二步 八脉交会穴

八脉交会穴又叫交经八穴，首见于宋子华《流经八穴》，是指十二经脉与奇经八脉互通交会的八个腧穴。分布在四肢腕踝关节附近，是人体本部的要穴，临床应用十分广泛。

李梴《医学入门》："周身三百六十穴，统于手足六十六穴，六十六穴又统于八穴。"可见八脉交会穴的重要性。八脉交会穴既可单独使用，也可配伍使用。为增强疗效，针灸临床常将八穴分为四组，配成四对简易处方。组合方法是：内关配公孙，外关配足临泣，列缺配照海，后溪配申脉。

一个上肢穴配一个下肢穴，为上下配穴法的典型代表。简易歌诀为：

内关公孙心胸胃，外关临泣耳胁肋。

列缺照海咽喉肺，后溪申脉枕腰背。

一、内关

详见手全息针法。

二、公孙

详见足全息针法。

三、外关

外关是手少阳三焦经络穴。八脉交会穴，与阳维脉相通。腕背横纹中点上3横指（2寸）处，尺桡骨之间。

外关可推拿，可扎针，可艾灸，可刺血，可拔罐，可刮痧。直刺0.5~1.0寸，局部有酸胀感。

临床主治：头面五官病症、消化系统病症、肢体病症等。

四、足临泣

详见足全息针法。

五、列缺

详见《我和列缺穴的故事》。

六、照海

照海是足少阴肾经穴位。八脉交会穴，通阴跷脉。

位于内踝尖下方凹陷赤白肉际处。照海可推拿，可扎针，可刮痧，多艾灸。直刺0.5~0.8寸，局部有酸胀感。

临床主治：神志病症、头面五官病症、泌尿生殖病症等。

七、后溪

详见手全息针法。

八、申脉

申脉是足太阳膀胱经经穴。八脉交会穴通于阳跷。在足外侧部，外踝正下方凹陷赤白肉际处。申脉可推拿，可扎针，可刺血，可拔罐，可刮痧。直刺0.5寸，局部有酸胀感。

临床主治：神志病症、头面五官病症、肢体病症等。

第三步 急症痛症十四穴

针灸临床中我们发现，除去上面四总穴及八脉交会穴共 11 穴，还有一些功效非常强大、使用频率非常高及使用非常安全方便的穴位，主要存在于人体的任脉、督脉、原穴、募穴、络穴、郄穴、五输穴及经外奇穴之中，对急症、痛症及常见多发病症的治疗起着举足轻重的作用。急症痛症十四穴歌诀为：

> 大椎百会甲水沟，膻中中脘手曲池。
>
> 太冲关元阿是穴，阳陵条口三阴交。
>
> 甲，甲根穴。手，手三里。

一、大椎

大椎属于督脉穴位，骨之会穴，手足三阳、督脉之会穴。位于第 7 颈椎之下凹陷中。原有"骨会大杼"的说法，经针灸界前辈王启才老师考证，"骨会大椎"才是正确的穴位名。大椎可针，可灸，可刮痧，可刺血，可拔罐。向下斜刺 0.5~1.0 寸，局部有酸胀感。

临床主治：神经系统病症、骨科病症强痛、呼吸系统病症及五官病症等。

二、百会

百会位于人体之巅的头顶部，属于督脉穴位。为督脉、足太阳之会，三阳五会之所。

具体取穴方法：两耳尖直上连线与头正中线交点，有一个小凹窝的地方就是百会。百会是一个可以通治百病的穴位，为人体四大长寿穴之一。国医大师程莘农前辈最喜欢使用百会穴治病。程老常言："一窍开，百窍开，窍闭不开取百会。"百会可扎针，可推拿，可艾灸，可刺血，可拔罐。平刺 0.5~0.8 寸，局部有酸胀感。

临床主治：头面五官神志病症、消化系统病症及生殖泌尿系统病症等。如心脑血管意外（主要刺血，针灸）、梅尼埃病（主要艾灸）、头晕及头痛（针灸，艾灸）、高血压或低血压（艾灸）、小儿智力低下、精神疾患、子宫下垂及肛周疾患等病症。

三、甲根

甲根属于经外奇穴，位于双手手指背侧甲根部中点，每指 1 穴，共 10 穴，每只手指各穴名称分别为拇根穴、食根穴、中根穴、环根穴、小根穴，是临床急救要穴。在指甲相互掐按时很敏感，用力掐按即可。一般每穴掐按 1~3 分钟。对于中风后手指拘挛患者，掐按 1 分钟即有显著效果。

拇根穴主治手太阴肺经病症；食根穴主治手阳明大肠经病症；中根穴主治手厥阴心包经病症、疼痛症；环根穴主治手少阳三焦经病症；小根穴主治手太阳小肠经病症、手少阴心经病症。

临床主治：中风拘挛、昏迷、溺水、休克及各种疼痛病症等。

四、水沟

水沟即人中，属于督脉穴位，位于人中沟上 1/3 处，是人体非常重要的急救穴位。一般都是用于昏迷不醒急救。水沟可推拿，可扎针。水沟穴扎针治疗腰痛有特效。向上斜刺 0.2~0.3 寸，以局部痛感为主。

临床主治：神志病症及面部病症等。

五、膻中

膻中属于任脉穴位，心包募穴，气之会穴。位于两乳正中。膻中可推拿，可扎针，可艾灸，可刮痧，可刺血，可拔罐。平刺 0.3~0.5 寸，局部有酸胀感。

临床主治：神志及心血管系统病症及呼吸系统病症等。

六、中脘

中脘属于胃的募穴，腑的会穴，位于任脉。中脘可推拿，可扎针，可艾灸，可刮痧，可拔罐。直刺 0.5~1.0 寸，局部有酸胀感。

临床主治：神志及消化系统病症及妇科病症等。

七、手三里

手三里属于手阳明大肠经穴位，位于曲池下 2 寸，桡骨内侧。可针，可灸，可推拿，可刮痧，可刺血，可拔罐。直刺 1.0~2.0 寸，可达骨膜，有局部酸胀重等针感。

临床主治：手阳明大肠经病症、胃肠病症及急性腰扭伤等。

八、曲池

曲池是手阳明大肠经合穴，位于手肘横纹尽头。曲池可推拿，可扎针，可艾灸，可刺血，可拔罐，可刮痧。直刺 1.0~2.5 寸，局部酸胀感向下放散。

临床主治：手阳明大肠经肢体病症及神经系统疾病等。

九、太冲

详见足全息针法。

十、关元

关元属于任脉穴位，手太阳小肠经募穴。位于脐下 3 寸。是人体重要的补益穴位。可推拿，可扎针，可刮痧，多艾灸。直刺 0.5~1.0 寸，有局部酸胀感或向下触电针感。

临床主治：泌尿生殖系统病症及消化系统病症等。

十一、阿是

阿是穴又名不定穴、天应穴，属于经外奇穴，为唐代药王孙思邈首创，首见于《千金要方》。取穴方法是以痛为腧，局部取穴。可根据具体病症部位，选择推拿、刮痧、刺血、拔罐、艾灸或针灸等。

主治病症：局部痛症、督脉及膀胱经背部循行痛症。

十二、阳陵泉

阳陵泉属于足少阳胆经合穴，下合穴。位于膝关节外侧下方，腓骨小头前下方凹陷处。阳陵泉可推拿，可扎针，可刺血，可拔罐，可刮痧，少艾灸。直刺 1.0~1.5 寸，有局部酸胀感或向下触电针感。

临床主治：足少阳胆经病症及所有筋的问题和神经系统病症等。

十三、条口

条口属于足阳明胃经穴位，位于犊鼻与解溪连线上，犊鼻下 8 寸。可针，可灸。直刺 0.5~1.0 寸，常条口透承山。

主治病症：下肢痿痹、肩背痛及肩周炎等。

十四、三阴交

三阴交属于足太阴脾经穴位，位于内踝胫骨内侧缘后方，内踝尖上四横指（3寸）。可推拿，可扎针，可刮痧，多艾灸。三阴交是妇科重要保健穴位，临床多艾灸。用艾灸治疗痛经，一般有立竿见影的效果。直刺0.5~1.0寸，局部有酸胀感，或向下触电针感。

临床主治：男女泌尿生殖系统病症及神志病症等。

上面我们系统学习了人体重要的25个穴位的功用主治。其中督脉穴位有大椎、百会、水沟3穴；任脉穴位有关元、中脘、膻中3穴；肘关节以下穴位有曲池、手三里、内关、外关、列缺、合谷、后溪、甲根8个穴位；膝关节及以下穴位有足三里、阳陵泉、委中、条口、三阴交、申脉、照海、公孙、太冲、足临泣10个穴位，还有一个阿是穴。临床中，我们刺血、放血使用频率高，同时高效又安全的穴位还有：耳尖、金津玉液、十宣、四缝、气端。十宣功效明显强于十二井穴。这几个穴位刺血，基本上都能达到立竿见影的效果。

其实穴位就如象棋的棋子，而针灸临床配穴处方就如棋局。关于针灸的学习，我们要多动手实践，先入门。入门期间，大家就会发现针灸的神奇魅力，针灸的别有洞天，针灸的博大精深。

"合抱之木，生于毫末；九层之台，起于累土；千里之行，始于足下。"

我们在扎针灸之前，先要牢记针灸禁忌证，知道针灸适应证，与患者充分沟通，调神宁心，精心配穴，遵循内经健侧取穴、远端取穴、阿是穴取穴等原则。虽仅30穴，然可生出万千针灸处方，虽仅寥寥几针，然心中有丘壑，下针亦是效如桴鼓。

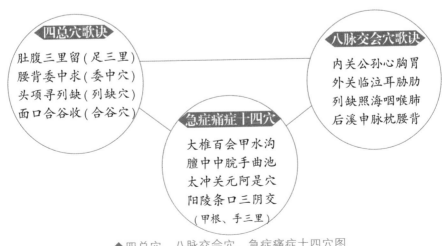

◆四总穴、八脉交会穴、急症痛症十四穴图

后记杂谈

中医源于自然，重视"天、地、人"三位一体，重视自然季节气候条件对疾病产生、变化的影响。我国先人数千年前就对地球之外浩瀚的宇宙星空有了深入研究，并绘制出28星宿图，包含1465颗恒星。现代研究发现，太阳系除地球外的七大行星对地球都有保护作用。同时，对地球气候影响较大的第一是地球的卫星月亮，第二是太阳，第三是木星，此外还有水星、金星、火星、土星等。

中药在我国的使用已有5000年以上的历史，而针灸的使用要比中药早1000年左右。

中医的博大精深让人仰视，叹为观止。

社会在进步，时代在飞跃。感恩生活在祖国繁荣富强的这个伟大时代。

平生最爱通俗易懂、短小精悍的书籍。我想大多数读者也是如此。我酝酿多年，拙笔耕耘，几经修改提炼，几度易稿，这本书才得以出版面世。我精心撰写这本书，意在倡导传承与弘扬老祖宗留下的中医针灸精华，让更多中医药爱好者、临床医生及基层医生受益，从而更好地造福百姓。我生活和工作都在农村，深知乡村医生的不易，因而这本书也力求简单明了，使大家看得懂，学得会，用得上。

中医的辨证论治就如"打活靶"，中医的经方、验方、单方就如"打死靶"。看脉开方不是我的强项，故本书中的中药方剂，绝大部分是"打死靶"的方子。书中方剂须在医生指导并拿到处方后使用。

由于马兜铃酸会损害肾脏、肝脏，所以近年来，大家对含马兜铃酸中药比较敏感。而含有马兜铃酸的常用中药主要是马兜铃科植物：马兜铃果、马兜铃根（青木香）、马兜铃茎（天仙藤）、广防己、寻骨风、朱砂莲、关木通、细辛等，故而临床处方时应充分重视，能够不用的尽量不用。绝对不要大剂量、长时间使用。

针刺时出现晕针的处理，见"第三十一章　电火针疗法"。

中医、西医（或称现代医学）各有特色，各有千秋。临床中，多掌握一项高效安全的中医技术技能，就多一个治疗的选择方案。在这个超常规、跨越式发展的时代，作为独立执业的基层医生，未来的出路在哪里呢？我认为，出路在中医特色实用技术方面，在中医特色专病专科方面。基层医生应打造属于自己的特色专科品牌，如针灸专科、疼痛专科、骨伤专科、中风偏瘫专科、烧烫伤专科、鼻炎专科、皮肤病专科、不孕不育专科等。在此基础上，还应具备品牌营销思维和借力思维。

当今社会，"酒香也怕巷子深"。现代社会竞争激烈，基层医生应借梯登楼，借力发展，把自己的特色品牌及时地推销出去。同时，良好的医术是基层医生立足社会的根本，应多读书，读好书。要古为今用，洋为中用。要取其精华，去其糟粕。紧跟时代潮流，定期交流学习。多参加各种社会公益活动，造福社会。

年龄较大的民间医生、基层医生，则可以带徒授业，言传身教，传授自己毕生中医绝学，从而使中医精华得以传承，了却心愿。年轻的民间医生及中医药爱好者如果想合法行医，唯有加强学习，考取中医专长医师证书。

洞庭八百里，湘水一万年。

他乡三十载，曾否梦故园？

从事西医临床工作的同道们，当西医西药治疗效果不理想时，老祖宗的中医、中药、针灸等治疗方法可以助你们一臂之力。

2017年7月11日，国务院办公厅发文，要求建立完善西医学习中医制度，鼓励临床医学专业毕业生攻读中医专业学位，鼓励西医学习中医。2020年9月，国务院办公厅发文：中医药课程列入临床医学类专业必修课和毕业实习内容。2020年7月，中国中医药出版社出版了《全国中小学中医药文化知识读本·小学版》及《全国中小学中医药文化知识读本·中学版》，分上、下两册。2021年2月，教育部发布《中华优秀传统文化进中小学课程教材指南》。孩子们从小夯实了传统文化基础，中医药的传承、弘扬与振兴，必将指日可待。

正在医科大学学习临床医学的学子们，你们在学习中医时，可以以针灸学为突破口，它能帮助你们快速快乐进入神奇的中医学殿堂。

正在中医药大学学习的中医学子们，你们应把现代医学的基础课程学精学好学透。以后你们会掌握两套医学体系技术，必将放眼世界，引领潮流。

在具有良好医学基础的前提下，如果你们愿意俯下身来，虚心向民间中医学习，向乡村医生学习，你们必将拨云见日，受益终身。

关于针灸学的学习，我才刚刚入门。由于本人学识肤浅，认知有限，故文中错误及不足之处在所难免，恳请针灸前辈及老师们批评指正，并提出宝贵的修改意见。希望这本书的出版对中医爱好者及针灸入门零基础者能起到抛砖引玉的作用。

"上医治国，中医治人，下医治病。""苔花如米小，也学牡丹开。"祝福大家在中医的道路上，开创出一片属于自己的新天地。

衷心感谢在我行医生涯中指导、提携、帮助过我的老师、领导和社会各界朋友，感谢我的师父我的大舅姜正文医生。感谢湖南人和律师事务所党办周元礼主任、上海华为技术有限公司喻国军堂弟为我作序；感谢湖南科学技术出版社及湖南闰江文化传媒有限公司的支持帮助；感谢家人的理解和支持；感谢女儿喻鸽（临床执业医师）帮助整理、勘误、校对书稿。最后祝福大家生活愉快，事业有成，身体健康，万事如意！

喻建平 2021年12月8日

参考文献

［1］张颖清.生物全息诊疗法［M］.济南：山东大学出版社，1987：6.

［2］郭长清，刘清国，胡波.杨甲三针灸取穴图解［M］.北京：人民军医出版社，2015：102.

［3］高树中.中医脐疗大全［M］.济南：济南出版社，2013：10.

［4］高允旺.偏方治大病［M］.太原：山西科学教育出版社，1988：81-82.

［5］安德烈亚斯·莫里茨.神奇的肝胆排石法［M］.皮海蒂，译.北京：中信出版社，2012：142.

［6］李长俊.无极针法［M］.北京：中国中医药出版社，2017：108.

［7］齐永.脐针入门［M］.北京：人民卫生出版社，2015：110.

［8］马慧芳.老中医教你手诊［M］.北京：中国纺织出版社，2010：62.

［9］岳美中.岳美中论医集［M］.北京：人民卫生出版社，2005：109.

［10］娄绍坤.中医人生［M］.北京：中国中医药出版社，2017：828.

［11］陈中伟.实用骨科手册［M］.上海：上海科学技术出版社，1992：140.

［12］石印玉.实用中医骨伤科手册［M］.上海：上海科技教育出版社，1993：62.

［13］王启才.针灸解惑［M］.北京：中国中医药出版社，2016:126.

［14］梁宜.方剑乔痛症治疗精要［M］.北京：中国中医药出版社，2017：31.

［15］米建平.火针疗法［M］.北京：人民卫生出版社，2014：18.

［16］吴中朝，王彤.火针疗法完全图解［M］.北京：人民军医出版社，2013：4.

［17］黄劲柏.名医针灸特色疗法［M］.北京：人民军医出版社，2013：160.

［18］杨维杰.董氏奇穴针灸学［M］.北京：中医古籍出版社，1995：16.

［19］邱雅昌.董氏奇穴实用手册［M］.北京：人民卫生出版社，2012：40.

［20］王敏.董氏奇穴秘要整理［M］.沈阳：辽宁科学技术出版社，2017：112.

［21］高希言，宋南昌.魏稼教授针灸医论医案选［M］.郑州：中原农民

出版社，2017：89.

　　［22］郭永昌.桡骨小头半脱位手法复位机制探讨［J］.中外健康文摘，2013：26.

　　［23］贾海忠.纬脉针灸特效疗法精要（疼痛篇）［M］.北京：中国中医药出版社，2018：60.

　　［24］贺普仁.贺普仁针灸传心录［M］.北京：人民卫生出版社，2013：60，69.

　　［25］贺普仁.针灸治痛［M］.北京：人民卫生出版社，2014：4-13.

　　［26］天下无疾.零起点学针灸［M］.北京：人民卫生出版社，2016：118.

　　［27］吴颢昕，何文彬.《灵枢》经白话解读［M］.长沙：湖南科学技术出版社，2010：57，70，71，357.

　　［28］郭相华.手骨全息疗法［M］.吉林：吉林科学技术出版社，2019：22-24.